ガンより怖い薬剤耐性菌

三瀬勝利 Mise Katsutoshi
山内一也 Yamanouchi Kazuya

a pilot of wisdom

目次

第3章　感染症を引き起こす病原微生物とその対策――103

図版作成／海野　智

プロローグ　感染症の薬が効かなくなっている！

核戦争の可能性を含め、現在の人類はさまざまな危機に直面しています。医学の分野でも大変に大きな危機に直面していますが、あまり表だって語られることがありません。この医学上の危機は2つあります。

第一は**ペニシリンなどの【抗菌薬】**[*1]**が効かない【薬剤耐性菌】の蔓延《まんえん》による死亡者が急増していること**です。これまで肺炎などの感染症に効果があった抗菌薬が効かなくなってきているのです。イギリスの研究グループの調査によると、現在の状態が改められなければ、**2050年には薬剤耐性菌による世界の感染症の死亡者数は年間1000万人に達する**と予想されています。現在、世界中のガンによる死亡者数は年間880万人と推定されていますので、抗菌薬が効かない細菌による死亡者数は現在のガンを凌駕《りょうが》する恐ろしい数になります。

我が国でも感染症による死亡者数は増加の一途をたどり、肺炎はガン、心疾患に続き、死亡原因の第3位で、年間十数万人が亡くなっています。肺炎を引き起こす肺炎球菌などに抗菌薬が効かなくなっていることが死亡者数増加の原因になっています。また、大規模な食中毒の発生も相変わらず続いており、２０１７年には関東地方の惣菜店の料理が原因で、腸管出血性大腸菌Ｏ１５７による食中毒が発生、死亡者も出たことは記憶に新しいものがあります。

第二の危機は、**アレルギー、肥満、喘息《ぜんそく》、潰瘍性大腸炎などの患者数が急増しており、その増加にストップがかからなくなっていることです。**特に若者や幼児での急増が目立ちます。図1に我が国の潰瘍性大腸炎患者数の急増を示すグラフを掲げておきます。患者数がほぼ毎年のように増加しているのは明らかです。安倍晋三首相も一時期、潰瘍性大腸炎の患者であったことが報じられています。

第一の危機と第二の危機が発生した原因は無関係のように思われますが、実は密接な関係があります。このことは、原因を断てば、第一の危機も第二の危機も同時に回避できる可能性があることを意味しています。本書を執筆した目的は、我々人類が直面している危機の解説と、回避手段の紹介にあります。その前段階として、近年うち立てられた医学・

（図1）潰瘍性大腸炎の年度別患者数の推移

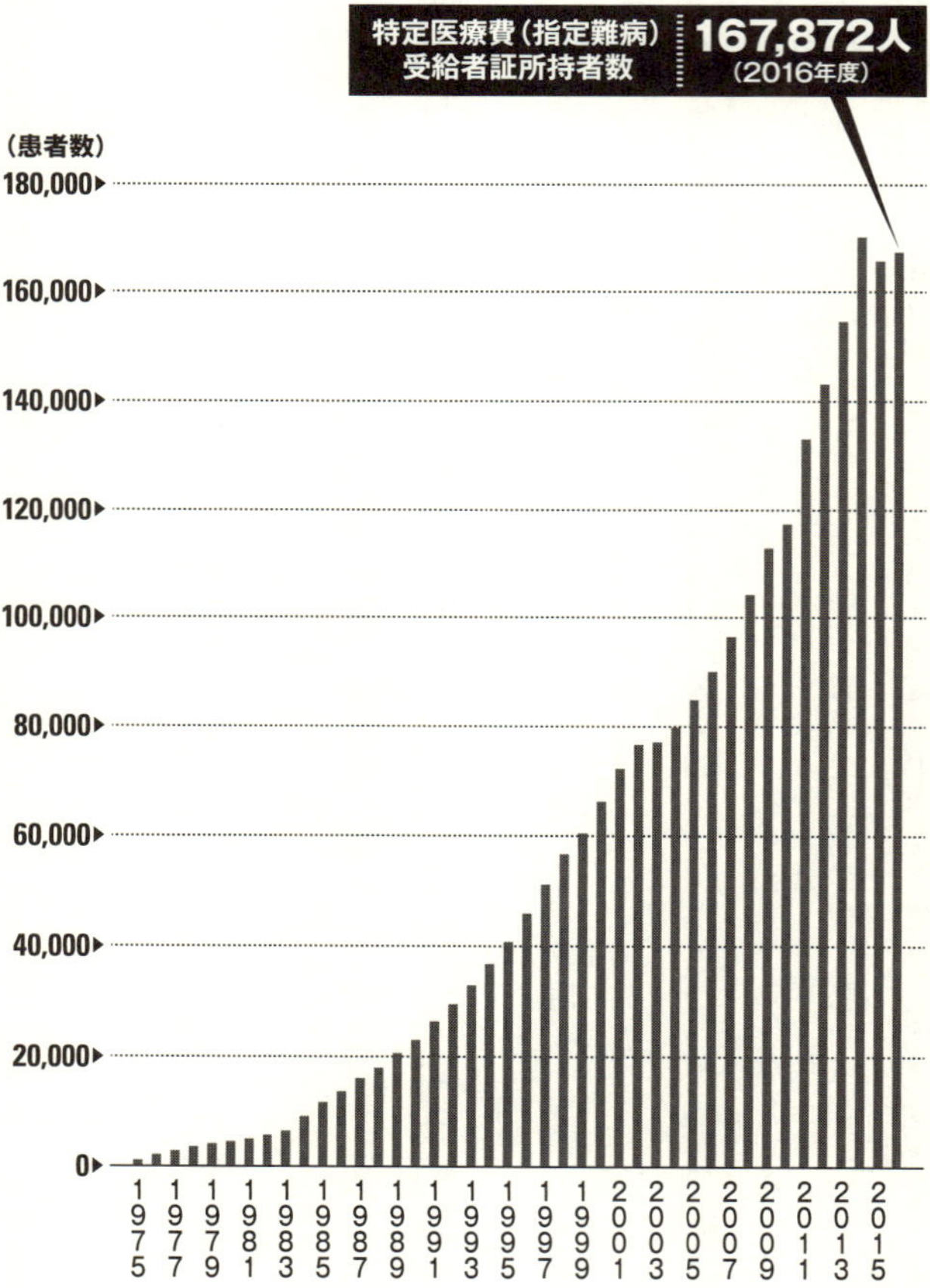

厚生労働省「難病対策提要」及び「衛生行政報告例」を元に作成
注：2010年度のデータには、東日本大震災の影響により、宮城県及び福島県が含まれていない。

生物学上の新しいパラダイムである「**人間は、ヒトと、ヒトの大腸の内部などに共生している細菌などの微生物とが分かち難く結合した複合生物である**」ということについて、解説を加えておく必要があります。なお、本書では医学・生物学の立場から人を指す場合はカタカナの「ヒト」で表しています。

人間は微生物なしでは生きていけない

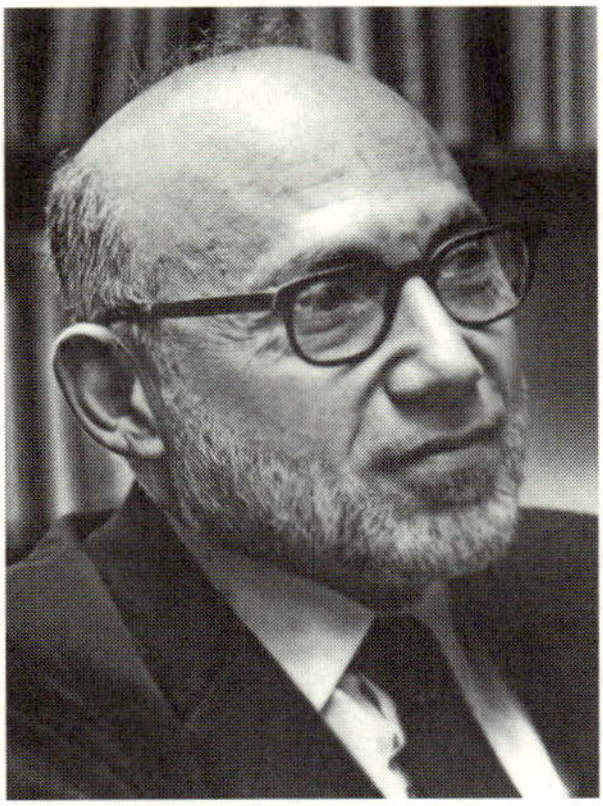

図2　J・レダーバーグ
(写真提供　ユニフォトプレス)

「人間はヒトと細菌などから成る複合生物である」という説を最初に提唱した1人は、アメリカの生物学者、J・レダーバーグ（図2）です。彼の考えは「感染の歴史」という題名で、2000年に有力科学誌『サイエンス』に発表され、内外の科学者の間に大きな衝撃と反響を引き起こしました。

アメリカでは時折、桁外れの天才が出現し

ます。レダーバーグはその代表です。彼は何と21歳という若さでノーベル賞の受賞対象になった研究をやり遂げています。天才・レダーバーグは飛び級を重ねたために、10代で大学を卒業して研究生活に入りました。ノーベル賞を受けた彼の研究については後で紹介しますが、レダーバーグは疑いもなく、今日のバイオテクノロジーの発展に多大な貢献をした偉大な科学者の1人です。

レダーバーグは先の『サイエンス』に発表した論文の中で「人間は立派で、微生物は悪者」という伝統的な考えを改めるように訴えています。さもないと人々はとんでもない損失を被ると彼は憂慮しています。

また、彼は持論をさらに展開して「ヒトと共生している微生物とヒトは、それぞれの遺伝子群が結びついたキメラ状態になっている複合生物（超生物）と見なされるべきだ」と述べています。キメラという言葉は、複数の異なる生物に由来する組織や細胞などから成る複合個体を指します。言葉の由来はギリシャ神話に登場する、頭が獅子《しし》、体部は山羊《やぎ》、尻尾が蛇から成る想像上の動物「キメラ」によっています。

レダーバーグの考えは極めて先見の明があり、彼の論文の発表以降、ヒトの腸管内や皮膚上などで生息している細菌やカビ集団は、我々の体の重要な部分であるという見解が強まっています。そのように見なした方が、近年我々の周辺に起こっている不都合な事実に容易に説明がつくのです。

　レダーバーグが「我々人間の構成部分と見なせ」と言っているのは、腸管内部や皮膚上などに共生している微生物群のことです。**我々の大腸などにはたくさんの細菌が棲《す》みついており、その数は１００兆個にも上ります。こうした細菌は我々に免疫力をつける役割や、食べ物の消化を助けて栄養を与える役割、外部から侵入してきた悪辣《あくらつ》な病原微生物を抑える役割など、実に多くの恩恵を我々に与えてくれています。**

　ヒトの体を構成する細胞の数は約60兆個と言われています。ヒトの細胞のサイズは細菌の細胞よりも1桁大きいので、体積ではヒトの細胞全体の方が圧倒的に大きいのですが、細胞の数では細菌の方が上回っています。また、生命現象に重要な役割を果たす蛋白質《たんぱくしつ》に関しても、ヒトの細胞が作る蛋白質は意外に少なく、せいぜい2万数千種類に過ぎませんが、細菌が腸内などで作る蛋白質は、優に２００万種類を超えています。蛋白質レベルでは99%がいろいろな細菌由来ということになります。人間という複合生物において、いかに細菌の関与が絶大であるかを物語っています。

ところが、これら細菌の中で我々に有益な作用をもたらす善玉菌が抗菌薬などの乱用によって消滅したり、絶滅しかかっています。**抗菌薬は、多くの悪玉菌をやっつけてくれますが、同時に共生している善玉菌の方も巻き添えを喰《く》らって、殺滅・追放されているのです。**[*2] 絶滅が危惧されている生物はパンダやニホンウナギだけではなく、我々の腸内に生息している有用な微生物も同様なのです。

その結果として、抗菌薬が大々的に使用される以前と比較して、アレルギー、喘息、肥満、潰瘍性大腸炎のような難病などが急増しているのです。第2章や第4章で具体的な説明をしますが、ヒトに共生している腸内細菌叢《さいきんそう》の構成が異常をきたすことで引き起こされる病気には、先に挙げたアレルギーなどのほかに、クローン病、自閉症、リウマチなども含まれます。我々と共生している細菌が殺滅されることが原因のひとつとなり、さまざまな病気が引き起こされているのです。

そればかりか、抗菌薬の乱用は、薬の効かない薬剤耐性菌を生み出し、感染症の死亡者数の増加に直結しています。１９４０年代から始まった抗菌薬の医療への大規模な使用は、ワクチンによる予防接種と共に、感染症の制御に多大な役割を演じてきました。かつては「人生50年」と言われた平均寿命も、今や我が国では男女共に80歳を超えています。平均寿命を延ばすために抗菌薬が演じた役割の大きさは計りしれませんが、その反面、このような新たな危機を人類にもたらしているのです。

細菌はヒトよりも賢い

半世紀前の生物学の教科書では細菌は生命系統樹の一番下に置かれており、この世における最も下等な生物とされていました。その影響は今日まで及んでいます。しかし、この「下等」の定義が「賢くない」という意味を含むものであるとするなら、それはとんでもない誤解です。

半世紀近くにわたって細菌と付き合ってきた筆者（三瀬）には、細菌はヒトよりも遥《はる》かに賢い生物に思えます。ヒトが行うほとんど全ての行為は、その原型を細菌の中に見つけることができます。むしろ同じ行為であっても、細菌の方がスマートに行動します。

先に述べたレダーバーグの最初の大発見は、細菌にはオスとメスが存在し、接合によりオスからメスに遺伝子が受け渡されるというものでした。細菌ではオス同士やメス同士のセックスには強い制限がかけられており、セックスにより多様な子孫を残すという種の保存目的に合致した性質を維持しています。

第二次世界大戦が終わった翌年の１９４６年に発表されたレダーバーグのこの報告は、世界中の医学・生物学の研究者に大変な衝撃を与えました。細菌は短時間のうちにたくさんの子孫を作れるので、彼の研究が契機となり、細菌を使った分子レベルの遺伝学が急速に発展しました。

ヒトは社会的な生物だと威張っていますが、細菌もある数以上になると、情報交換をして共同戦線を張り、不利な環境などをやり過ごします。例えば、ヒトが抗菌薬で細菌を退治しようとしても、細菌の方は全員で化学物質を出して連絡を取り合い、【バイオフィルム】という名前の生物膜の障壁（バリア）を作って抗菌薬から逃れようとします。一度、病原細菌がバイオフィルムを作ると、抗菌薬が障壁の内部に浸透できないために効果が激減します。その結果、病気の治療は難航するのです。

また、細菌の中には健康な人には悪さをしませんが、免疫機構の衰えている人にとりついて深刻な病気を起こすものがいます。こうした細菌は【日和見細菌《ひよりみ》】と呼ばれますが、彼らは常時ヒトの健康状態をモニターしており、相手が弱いと見ると毒素を作ってヒトを痛めつけ、自分の子孫を増やしていきます。

一方、相手が強い時には、毒素などで悪さを仕掛けようとしても、ヒトの方が免疫機構を発動させて殺しにかかりますので、自分の破滅になりかねません。こうした折には大人しくして相手が弱る時機を待ちます。「鳴かぬなら鳴くまで待とうホトトギス」と評された、かの徳川家康も顔負けの辛抱強さで、油断も隙もありません。信じられないという人が多いと思いますが、こうした行為を日和見細菌が日常的に行っていることが、近年の研究の結果から分かってきました。

見境のない細菌敵視が抗菌薬を効かなくした

腸管出血性大腸菌や新型インフルエンザウイルスなどの強毒微生物を恐れて、我が国の一部では極端な衛生志向が強まっています。特に健康な若者の中には、抗菌グッズを使用したり身につけたりして、細菌などを寄せ付けないように努めている人も少なくありません。こうした行き過ぎた衛生志向は有害無益です。本書では過度の衛生志向に対しては、いろいろな例を挙げて、厳しく批判しています。

細菌の完全排除を試みても、細菌がいない世界を作ることは不可能です。たとえ、そうした細菌不在の世界が実現しても、我々ヒトの方がまともに生きていけないはずです。まず、食べた食物のカスを腸内で分解してくれるものがいないために、ヒドイ便秘が起こってフン死することになりかねません。

先にも述べたように、我々は大腸の中に100兆個もの細菌を抱えて生活していますが、こうした細菌が食物の分解の手助けをし、我々に栄養を与えてくれているのです。「細菌は総体として、けしからぬものだ、抗菌薬などで叩き潰せば健康に役立つ」というヒドイ誤解が生じているのは、細菌たちの生態と特性を知らないことによっています。抗菌薬の乱用によって薬が効かない薬剤耐性菌を生み出すと共に、腸内などに生息している我々人間を構成している主要な部分を切り捨てることで、アレルギー、肥満、喘息など、これまで目立たなかった病気を大幅に増やしているのです。

1940年代の後半以降、それまで猛烈に高い死亡率を示していた肺炎、結核、腸チフス、赤痢などの細菌感染症に抗菌薬が劇的な効果を示したために、ペニシリンをはじめとする抗菌薬は「魔法の弾丸」という美名が与えられました。しかし、「魔法の弾丸」は見境もなく乱用されたために、細菌の側も防御態勢を取り始め、**今やほとんどの病原菌で抗菌薬が効かない薬剤耐性菌が発生・蔓延し、薬剤耐性菌だらけになっています**。細菌はいろいろなやり口を通じて、いとも簡単に薬剤耐性菌に化けてしまうのです。

現在では、1種類の抗菌薬で特定の病原菌を抑えきる方が珍しいことなのです。それどころか、新しい抗菌薬の開発が難しくなり、日本やアメリカなどの医療先進国でも感染症による死亡者数が増加しています。薬剤耐性菌の蔓延によって、感染症の治療が大変に難しくなっているのです。

そうした情勢の中で、いまだに風邪の治療にまで抗菌薬が大量に使用されています。**大部分の風邪はウイルスによって起こりますが、ウイルスが起こす病気には抗菌薬は全く効きません**。「いくら何でも『全く効かない』は言い過ぎで、少しは効くだろう」と思う方もいるかもしれませんが、断じて言い過ぎではありません。

ウイルスと細菌では、形態も子孫を増やす機構も違っています。ウイルス感染症に抗菌薬を使うことで、我々人間の重要な構成部分である有用な共生細菌を殺し、同時に薬が効かない薬剤耐性菌を生産しているとも言えます。**これまで目立たなかった病気を大幅に増やす原因と、抗菌薬が感染症の治療に使えなくなる原因を作るという二重の過ちを犯しているのです。**

感染症の治療に役立つ薬の種類には限りがある

ここまで筆者の説明を読まれて、納得されない方も少なくないはずです。

「薬剤耐性菌が多くなり、効果がある抗菌薬が少なくなっているのは確かだ。しかし、大々的に抗菌薬の開発研究を遂行していけば、有効な抗菌薬も開発されるだろう」

という反論を出される方もあるでしょう。以下の章でも説明しますが、この見解は正しいとは思えません。

近年は新しい抗菌薬の開発が非常に難しくなっています。このことは、ヒトには強い毒性を示さないが、病原微生物だけに強い毒性を発揮する感染症の治療薬にふさわしい化合物の種類は限定されていることを示唆しています。石油の量に限りがあるように、ヒトの感染症に有効な治療薬となる化学物質の種類にも限りがあることを認識すべきです。科学は万能ではなく、限界があるのです。

本書では、我々人類が直面している危機の現状を紹介すると共に、微生物の特性や行動様式を紹介することで、具体的な感染症対策も提示しています。我々は可能な限り、悪い微生物だけに標的を絞って対決すべきなのです。そもそも、ヒト以上に賢くて、40億年近くの間、この地球上に子孫を残し続けてきた微生物群に、大量の抗菌薬や消毒薬を浴びせかけるという単純なやり方だけで、完全に制圧することなどできるはずがありません。

本書が、読者諸氏が微生物の世界を理解し、微生物に対する適切な対応を取る助けになれば幸いです。特に、**抗菌薬や消毒薬をむやみやたらに使用して微生物と対決することは、最悪の方策であるということ**を理解していただければ、本書を執筆した目的の半ばは達成されたことになります。

＊1　抗菌薬に似た言葉に【抗生物質】がありますが、本書では特別の例外を除き、抗菌薬の方を使

用しています。両者の違いについては、巻末の「用語解説」を参照してください。本文中に書かれている重要な用語については、【 】で示し、そこで五十音順にまとめて解説しています。

＊2　抗菌薬の大量使用によって、腸内共生細菌の多様性が失われたことを示す研究報告が数多く出されています。例えば、化石化した糞便《ふんべん》の中には細菌の遺伝子が残っており、その遺伝子を解析することで、昔のヒトは多様な腸内細菌を持っていたことが証明されています（エド・ヨン著、安部恵子訳『世界は細菌にあふれ、人は細菌によって生かされる』193〜198頁、柏書房、2017年）。

第1章　感染症の治療薬と薬剤耐性

患者が賢くならないと抗菌薬の乱用はなくならない

プロローグで述べたように、**現在、我々人間が直面している危機として、抗菌薬が効かない薬剤耐性菌の蔓延《まんえん》によって肺炎などの感染症による死亡者数が増加していること、そしてアレルギーや潰瘍性大腸炎など、これまで目立たなかった病気の急増が挙げられます。**こうした病気が急増したのは抗菌薬や消毒薬の大量使用によっています。「原因が究明できれば、事態は半ば解決されたも同然である」と言われていますが、この問題の解決は、それほど簡単ではありません。残念なことですが。

ご存じの通り、抗菌薬や消毒薬は感染症の治療や予防に使用するものです。抗菌薬を使用しなければ、薬剤耐性菌は蔓延しないのですが、深刻な感染症に罹《かか》った患者の方は、抗菌薬で治療しなければ、あの世行きになります。抗菌薬の使用は必須です。

病気になれば患者は医師の診断を仰ぎますし、そうしなければなりません。問題なのは、患者の方がやたらと医師に抗菌薬を求めることです。薬をもらえれば安心するのです。しかし、抗菌薬はどんな感染症に対しても効果があるものではなく、ウイルスによって起こる風邪や、毒素が病気の原因になる毒素型食中毒には全く効果がありません。効果がないどころか、全ての薬には副作用がありますから、有害無益です。

日本の医師は優秀で勉強家が多いので、ウイルス感染が原因の風邪の患者に抗菌薬を飲ませても効果がないことぐらいは分かっています。しかし、抗菌薬が欲しいという患者様の御機嫌を損ないたくはありません。現在は病院間の競争が激しく、経営も楽ではありませんし、患者に抗菌薬を与えれば保険の点数も上がり、懐も潤います。これは医師にとってたまらない魅力です。結局のところ、患者の方が賢くならないと、抗菌薬が乱用されてしまうのです。

ガン、生活習慣病も微生物が原因

最近の研究では、微生物はガン、生活習慣病、【自己免疫病】などの発症にも関わっていることが明らかにされています。ヒトのガンのうちで、少なくとも約20%が、微生物の感染が原因で発症しています。心疾患や脳血管系疾患を引き起こす動脈硬化の原因を作る悪玉微生物もたくさんいるようです。多くの中高年の女性を悩ませているリウマチの引き金を引く微生物も跋扈《ばっこ》しています。

古代から現代に至るまで、最も多くの人を殺してきたのが病原微生物です。決して戦争でもなければ、ガンでもありません。21世紀に入った現在でも、感染症は義理堅くも、世界の死亡原因のトップを堅持しているようです。何しろ世界の人口の大半を占める発展途上国では、小児下痢症、エイズ、結核、マラリアなどの感染症を起こす病原微生物が蔓延しており、感染症の首位は揺るぎそうもありません。

WHO（世界保健機関）などの統計では、心疾患やガンなどによる死亡者数が上位にありますが、感染症による死亡者数は正確な統計がとられていない発展途上国では、実際の数よりも遥《はる》かに少ない数しか表に出されていません。国内に紛争を抱えている国では特にそうです。公式発表の死亡者数は氷山の一角に過ぎません。

感染症が重大な問題になっているのは先進国でも同様で、**特に深刻になっているのが、抗菌薬が効かない薬剤耐性菌による肺炎、【髄膜炎】、敗血症などによる死亡者の増加です。**我が国でも肺炎が死亡原因の第3位にランクされ、新たな脅威になってきました。感染症の死亡者の増加は薬剤耐性菌の増加と関連しています。抗菌薬が効かなくなり、治療が難しくなれば、感染症の死亡者数が増えるのは当然の成り行きです。

本章では抗菌薬開発の歴史や薬剤耐性菌の蔓延の現状、それに薬剤耐性菌が抗菌薬の作用を無効にする機構などを紹介すると共に、そうした危機的な現状をもたらした原因を明らかにし、具体的な薬剤耐性菌対策を提示します。

1 抗菌薬開発の歴史

エールリッヒと秦《はた》から始まった化学療法

感染症の治療の面で、最初に重要な役割を果たしたのがドイツ人のP・エールリッヒと彼の勤勉な日本人助手・秦佐八郎です。彼らは１９１０年に梅毒の特効薬である「サルバルサン」を開発しています。梅毒は15世紀の終わり頃からヨーロッパを席巻した「性感染症」です。16世紀から19世紀にかけて、品行方正とは言い難い王侯、貴族、芸術家などが罹り、苦しめられてきました。病原体は長いラセン状をしたスピロヘータ科に属する細菌で「梅毒トレポネーマ」と呼ばれています。

エールリッヒと秦はいろいろな色素の中から、病原微生物だけに特異的に結合して殺菌する化学物質があるに違いないと考え、600以上の砒素《ひそ》化合物の中からサルバルサンが梅毒トレポネーマを効率よく殺菌することを発見したのです。これが特殊な化学物質を使って病原微生物を抑えつけ、患者を治療する「化学療法」の最初の成功例となりました。

サルバルサンは砒素を含む化合物であるだけに、副作用が強いという欠点を持っていました。梅毒トレポネーマだけでなく、ヒトの細胞にも良からぬ作用を及ぼしたのです。しかし、こうした欠点はあっても、抗菌薬を使って感染症を治療する化学療法の最初の扉を開いたものとして、この発見はどのように高く評価しても、評価し過ぎることはありません。

サルバルサンに続く第二の抗菌薬が発見されたのは1935年のことです。ドイツのG・ドーマクが、「プロントジル」という名の色素が肺炎や敗血症などの致死的感染症を起こす「連鎖球菌」に効果があることを見いだしたのです。アメリカのF・ルーズベルト大統領の息子がプロントジル投与で一命をとりとめたところから有名になりました。

連鎖球菌の中には、ヒトに肺炎や髄膜炎を起こす「肺炎連鎖球菌」（単に肺炎球菌と呼ばれることの方が多い。137頁）や、重症の敗血症、壊死《えし》性筋膜炎などの原因になる「A群連鎖球菌」が含まれます。また、妊産婦に産褥熱《さんじよくねつ》を引き起こすことが多かった「B群連鎖球菌」も存在します。なお、連鎖球菌は丸い球が連なった形態をしているところから、この名前が付けられています。

ドーマクには1939年にノーベル賞が与えられましたが、当時、政権を握っていたナチスがノーベル賞の受賞を禁止していたために、第二次世界大戦後に授賞式に参加しています。後からの研究で、プロントジル中の特定の構造（スルファニルアミド基）に抗菌活性があることが分かり、種々の「サルファ剤」が化学合成されるようになりました。

我が国では年間十数万人が肺炎で死亡していますが、その約半数は肺炎球菌の感染によるものです。また、劇症型のA群連鎖球菌は致死率の高い壊死などを引き起こすところから、「ヒト食いバクテリア」と恐れられています。現在は連鎖球菌にも薬剤耐性菌が多くなっていますが、開発当初はサルファ剤の効果は大変に素晴らしいものがありました。

アオカビの贈り物「ペニシリン」

サルバルサンやサルファ剤の開発は医学上極めて大きな業績でしたが、これらの開発によって多くの感染症がすぐに制圧されたわけではありません。生産量も限定されており、多くの患者が化学療法の恩恵にあずかるには程遠い状態にありました。しかし、第三の、そして「20世紀最大の発明」と呼ばれるものは意外なところからやってきました。カビが作る「ペニシリン」の発見とその応用です。

ペニシリンはイギリス人のA・フレミングによって、偶然の出来事から発見されました。彼が「ブドウ球菌」を培養している時に、外から偶然シャーレの中にアオカビが飛び込み、周辺のブドウ球菌を殺菌していた現象を認めたのです。フレミングはこれを見て、アオカビがブドウ球菌を殺す物質を作っていると推論し、この抗菌物質をペニシリンと命名しました。1928年のことです。しかし、彼はペニシリンだけを純粋な形で取り出すことができず、患者の治療に使用することはできませんでした。

1940年、H・フローリーをリーダーとするオックスフォード大学のグループが、このペニシリンに注目し、幾多の困難の後に精製に成功しました。夾雑物《きょうざつぶつ》を取り除いたペニシリンは化膿性《かのうせい》疾患や肺炎に劇的な効果があり、1940年代の半ばには、多くの先進国が注目し、大量生産が開始されました。あまりに素晴らしい治療効果に、ペニシリンに代表される抗菌薬は悪辣《あくらつ》な病原細菌をやっつける「魔法の弾丸」と呼ばれるようになりました。**ペニシリンのようにカビなどの微生物が作る、ほかの微生物をやっつける物質のことを「抗生物質」と呼んでいます。**

ここで断っておかねばならないことは、最初は抗生物質として発見され、医薬品として治療に使用されてきたが、その後に化学合成ができるようになった抗菌薬が多いということです。カビを酷使して生産するよりも、化学合成で大量生産する方が安上がりのため、企業は化学合成法で抗菌薬を製造し始めます。製造にかかる費用に大きな差がない場合でも、カビは工場の内外を汚染するので敬遠され、大抵は化学合成法が採用されます。すると、同じ薬でも、化学合成されたものが抗生物質と言えるのか、という問題が起こります。このように、抗生物質の定義が曖昧になっていることもあり、本書では原則として「抗生物質」は使わず、それより広い意味を持つ「抗菌薬」という言葉を使っています。

ペニシリンの成功に続いて、長年にわたって有効な治療薬が求められていた結核にも、特効薬「ストレプトマイシン」が発見されました。ペニシリンがカビから発見されたのに対し、こちらの方は細菌の仲間である放線菌からでした。

こうした成功例を目の当たりにした多くの科学者は、カビや放線菌が作る抗菌薬の探索に乗り出し、1940年代後半からは「クロラムフェニコール」と「テトラサイクリン」をはじめとする新しい抗菌薬が次々と発見され、感染症の治療に利用できるようになりました。これらの抗菌薬の中で広い領域の病原細菌に効果があるものは「広領域抗菌薬」と呼ばれていますが、ウイルスや【真菌】の感染症には効果はありません。

細菌の構造

いろいろな抗菌薬の作用機構を理解する上で、細菌の形態や構造を知っておく必要があります。ここで、簡単な説明をしておきます。

細菌は外見の違いから、球菌、桿菌《かんきん》、ラセン菌に分けられています。代表的な細菌の電子顕微鏡写真を図3に示します。球菌は文字通り丸く、桿菌は棒状の細菌です。ラセン菌

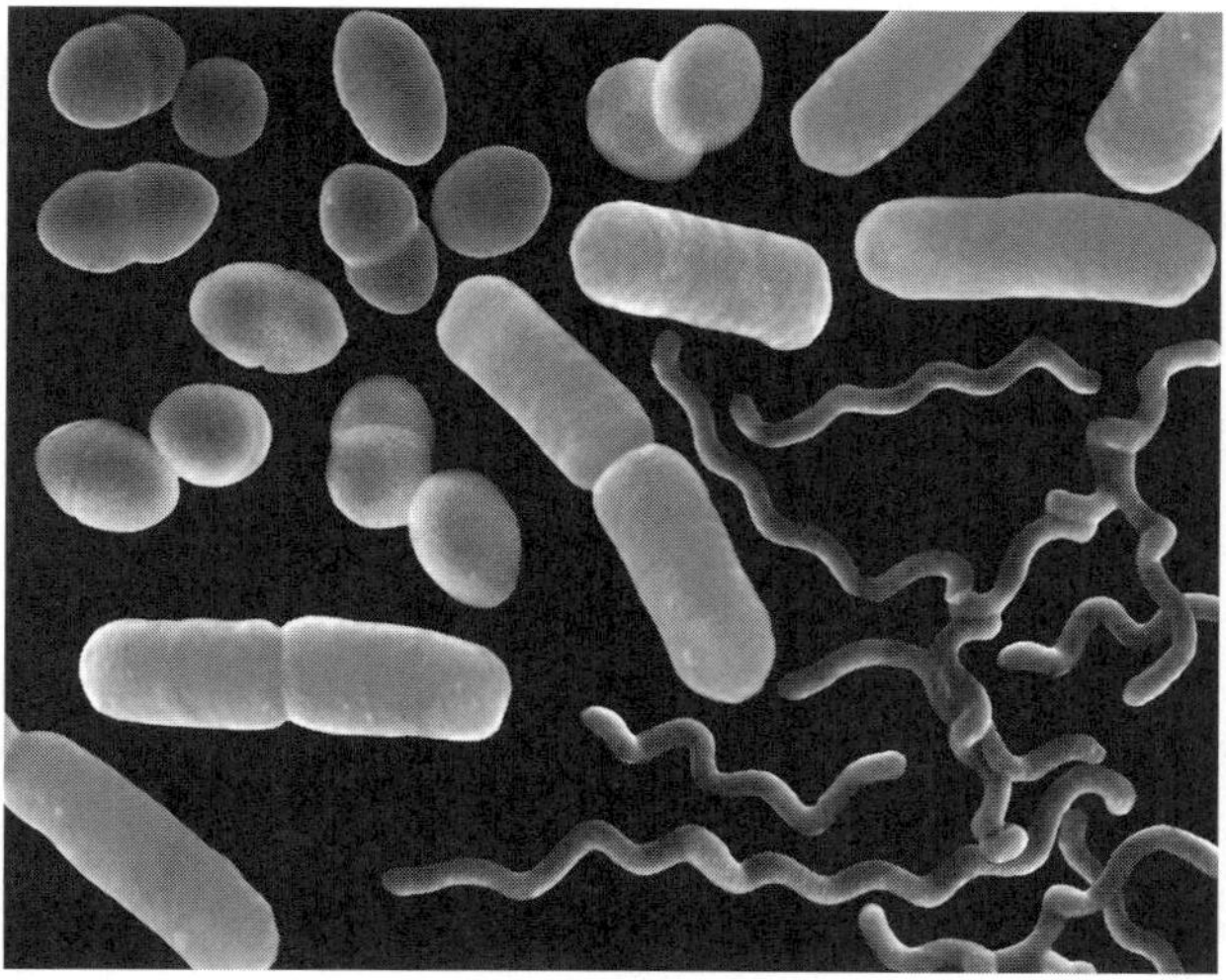
図３　球菌（左上）、桿菌（中央）、ラセン菌（右下）
（写真提供　ユニフォトプレス）

の一種のカンピロバクターは、短いラセン状の形態をしています。近年この菌による食中毒が多発し、対策が急務となっていることは、第３章で紹介します（１０８頁）。梅毒を起こす梅毒トレポネーマもラセン菌ですが、こちらの方は10回転前後の長いラセン構造をしています。

細菌は【細胞壁】と【細胞質膜】という二重の膜で覆われています。外側の細胞壁は厚くて頑丈ですが、内側の細胞質膜は逆に薄くて壊れやすいという性質を持っています。ヒトを含む動物の細胞には細胞壁はなく、細胞質膜しかありません。後でも述べますが、ヒトの細胞にはないこともあって、細胞壁を標的にした抗菌薬は、副作用が弱くて効果が高いものが多いのです。ペニシリンがその代表です。

細菌の内部には蛋白質《たんぱくしつ》合成の場であるリボゾームや、種々の酵素が含まれています。また、遺伝子の本体である染色体DNAがぎっしりと折りたたまれた状態で存在します。染色体DNAの数は、例外はありますが、通常1個の細菌あたり1個しか存在しません。

動植物やカビなどの真菌の細胞とは違って、細菌にはDNAを包む核膜は存在しません。このため、動植物やカビが【真核生物】と呼ばれるのに対し、細菌は【原核生物】と呼ばれています。真核生物と原核生物は全く違ったグループの生物なのです。このため、同じ真核生物であるカビとヒトとの関係の方が、カビと細菌よりも近い関係にあります。我々はカビや細菌をひとまとめにして「バイ菌」と呼んでいますが、ヒトとカビの方をひとまとめに見なした方が、生物学的には適切なのです。現在では多くの生物学者たちが、この見解を受け入れています。

細菌には、外側に向かって伸びる2種類の線状の器官があります。太くて長い方を「鞭《べん》毛《もう》」と呼び、細くて短い方を「線毛」と呼びます。鞭毛は運動器官です。細菌は餌などがあるとその情報をキャッチして、鞭毛を回転させながら餌の方向に向かって泳いでいきます。線毛は付着器官で、気に入った場所（栄養がたくさんあるところなど）があると、足場になるところに付着して、我が世の春を謳歌《おうか》します。

抗菌薬の効果と限界

これまで述べてきたことと一部重複しますが、ここで再度、抗菌薬に関連する用語をまとめて定義しておきます。

抗生物質は、「微生物が作る、ほかの微生物を抑制する物質」という意味で、抗菌薬は「微生物が作るものであれ、化学的に合成されたものであれ、細菌や真菌が起こす病気の治療に使用される薬」を指しています。抗菌薬の方が、抗生物質よりも広い意味が含まれています。なお、ウイルスは菌ではありませんので、ウイルスに効果のある薬は【抗ウイルス薬】と呼んで区別しています。

抗菌薬には真菌に効果のある薬も含みますが、ここではそうした薬に対しては、特に

【抗真菌薬】と呼ぶことにします。抗真菌薬は種類が少なく、一般に副作用が強いものが多いです。

一般には、抗菌薬について基本的な誤解をしている人が少なくないようです。以下に書いていることは意外だと思われる方もいるかもしれませんが、将来も変わることのない真理と言っても良いでしょう。

1　どのような病原細菌にも効果があるオールマイティな抗菌薬は存在しない。

2　抗菌薬の副作用は一般に弱いが、それでも、全ての抗菌薬には副作用がある。将来も副作用がない抗菌薬は開発されないはずである。

3　全ての抗菌薬は大量に使えば薬剤耐性菌が現れ、必ず効かなくなる。薬剤耐性菌が現れないような抗菌薬は将来も出現しない。

我が国で使える抗菌薬の中には、広い範囲の病原細菌に効果があるものもたくさんありますが、どのような病原細菌でもやっつけてくれる便利な抗菌薬はありません。ペニシリンをはじめとする抗菌薬は、構造に変化を持たせることで広い領域の細菌群に効果があるものが作られています。しかし、ペニシリンやその仲間の抗菌薬は親水性であるため、細胞の内部には入れません。そのため、細胞の内部に寄生している「クラミジア」や「リケッチア」には効果がありません。また、細胞壁の合成を阻害する抗菌薬であるため、細胞壁を持たない「肺炎マイコプラズマ」が起こす肺炎には無力です。これらの感染症にペニシリンを使用するのは、標的がいないところで、やたらに鉄砲を撃って狩りをするようなものです。

要するに、**いろいろな抗菌薬はそれぞれに、効率よく抑えることができる病原細菌の種類が違うのです。こうした理由があるために、患者の治療には感染症の原因となっている細菌を、できるだけ早く見つけ出す必要があります。**

全ての抗菌薬に副作用がある

薬害が報じられるたびに、一部のメディア（特にテレビ）で、「副作用のない薬を作れ」という意見が声高に叫ばれます。しかし、悲しいことですが、薬と名の付くもので、副作用のないものはありません。あの豆粒のような丸剤を2～3粒飲んだだけで、高熱が急速に下がったり、気分が良くなることを思い起こせば、薬には強烈な力が秘められていることが分かります。それが期待しない方向に現れるのが副作用です。薬は多少の副作用が避けられない宿命を負わされているのです。「毒にも薬にもならない」という言葉がありますが、ヒトの器官や細胞に何ら影響を与えないようなものは、毒にもならない反面、薬にもなりません。

抗ガン薬や抗ウイルス薬に比べると、細菌感染症に使用される抗菌薬の副作用は温和な（弱い）ものが大多数です。ただし、副作用が弱いと言われるものでも、極めて低い頻度ながら、強烈なアレルギー（アナフィラキシーと言います）などを起こすことがあります。

有名な副作用の例としては、「テトラサイクリン」が骨の生育に悪影響を及ぼすことが知られています。このため、妊婦、乳幼児、発育期の子供などは、原則としてテトラサイクリンを服用してはなりません。その他、「ストレプトマイシン」では聴力障害が、「レボフロキサシン」では光線過敏症や発疹などの副作用が出ることが知られています。

副作用があるからといって、感染症に罹っているのに抗菌薬を服用しないわけにはいきません。繰り返しになりますが、一般に抗菌薬の副作用は弱く、効果は副作用を遥かに上回っています。しかし、多少気分が優れないからといって、薬局で抗菌薬を買って安易に飲むことは厳に慎むべきです。薬について疑問があれば、遠慮なく医師や薬剤師に聞くべきです。自分の生命以上に大切なものはないのですから。

2　薬剤耐性菌の出現

抗菌薬は大量に使えば必ず効かなくなる

これまで少なく見積もっても、２００種以上の抗菌薬が世界中で作られ、使用されてきたと思われます。しかし、いずれの抗菌薬でも、抗菌薬が効かない薬剤耐性菌（以下、【耐性菌】と略します）が出現しなかったものはありません。ある抗菌薬を大量に使うようになると、早いものでは数年を待たずして耐性菌が多くなり、やがて過半数が耐性菌となり効果を失ってしまいます。これには例外はないのです。

抗菌薬は、ヒトに対する毒性は弱いが、細菌に対する毒性は強いものが使われています。通常、細菌に対する毒性とヒトに対する毒性の差を【選択毒性】と呼んでいます。細菌に対する毒性が強く、ヒトに対する毒性が弱い、すなわち、選択毒性の大きい抗菌薬が良い抗菌薬と言えます。

ヒトへの毒性が弱いという条件があるので、抗菌薬として使われる物質では、細菌に対する毒性の強さもおのずから限定されます。細菌に対して猛烈に強い毒性を発揮する化学物質では、耐性菌が出現しないものもありうるでしょう。しかし、そうしたものの中で、ヒトに対して毒性が弱いものはありません。ヒトの蛋白質や遺伝子は、細菌の蛋白質や遺伝子と同じ構成要素（蛋白質の場合は同じアミノ酸、遺伝子の場合は同じヌクレオチド）から作られています。細菌であれ、ヒトであれ、地球上の生命は全て、共通の先祖から派生しています。その共通性故に、細菌に猛毒を示す物質をヒトに与えると、即死することにもなりかねません。論理的に考えてみれば、耐性菌が出現しないような抗菌薬を見つけることは不可能なはずです。

耐性菌の増加は大多数の病原細菌に及んでおり、世界的な傾向になっています。中でも我が国は薬漬け医療の弊害によって、世界でトップを争う耐性菌の大生産国になっています。現在は薬漬け医療の弊害がほんの少しばかり修正されてはいますが、それでも耐性菌の蔓延によって、薬の効きが悪くなっている状況に良化の兆しは見られません。

肺炎による死亡原因の約半数を占める「肺炎球菌」では、過半数がペニシリンの効きが悪くなっています。院内感染の最重要菌になっている「黄色ブドウ球菌」も、1980年代の半ば以降、過半数が多くの抗菌薬が効かない【MRSA（メチシリン耐性黄色ブドウ球菌）】に変異しています。

耐性菌が蔓延してきた最大の理由は、ヒトが浴びるほど抗菌薬や消毒薬を乱用してきたためです。耐性菌の蔓延は人災と呼ぶべきものなのです。細菌は実に多彩なやり口で、抗菌薬を無力化してしまうのです。問題なのは、ある抗菌薬で耐性菌が現れるかどうかではなく（大量に使用を続ければ現れるに決まっている）、耐性菌が多くなるまでの時間が長いか、短いかということです。効果を長持ちさせるためにも、優れた抗菌薬は貴重品として、慎重に使用しなければならないのです。

ただし、患者に投与する抗菌薬の量を少なくすべきではありません。少量では効かず、感染症の治療はできません。ウイルス性の風邪のように、抗菌薬が効かない病気には絶対に使用しないことが肝心です。抗菌薬は感染症の治療や予防目的以外にも乱用されています。こうした行為に強い制限を加えることが必要です。

細菌が抗菌薬を無力化するやり口

細菌が抗菌薬を無力化するやり口はさまざまですが、まとめてみますと3つのパターンに分けられます（図4）。各パターンはさらに、それぞれ2つの亜型を持っています。

第一のやり口は抗菌薬の活性を直接奪うもので、抗菌薬を壊してしまうやり方と、壊さないが抗菌薬に余計な分子をくっつけて活力を削《そ》いでしまうやり方です（図4A）。壊す方法では、ペニシリンなどの構造を切断する酵素を作ることが知られています。一方、余計な分子をくっつける方法では、リン酸基などの原子団を抗菌薬にくっつけて、全体の構造を変えて活性を奪うやり口があります。余計なものをくっつけられた抗菌薬は、抗菌作用を発揮できなくなります。

第二のやり口は、抗菌薬の攻撃を受ける細菌側の弱い部分や酵素を変異させるもので、質的変異と量的変異があります（図４Ｂ）。質的変異の場合は弱い部分の構造を変えて、抗菌薬の攻撃を受けないようにします。量的変異の場合は標的になる酵素などを大量に作って、抗菌薬の作用をやり過ごします。相手が多勢だと、抗菌薬は全てを抑えきれず、細菌は生き延びることができます。

第三のやり口は細菌自身が抗菌薬の細菌内部への透過性を変えてしまう方法です（図４Ｃ）。こちらの方も亜型が２つあり、ひとつは抗菌薬の菌体内への流入を阻害するもので、もうひとつは流入してきた抗菌薬を素早く汲《く》み出すものです。最近の研究によって、この

（図４）代表的な薬剤耐性のメカニズム

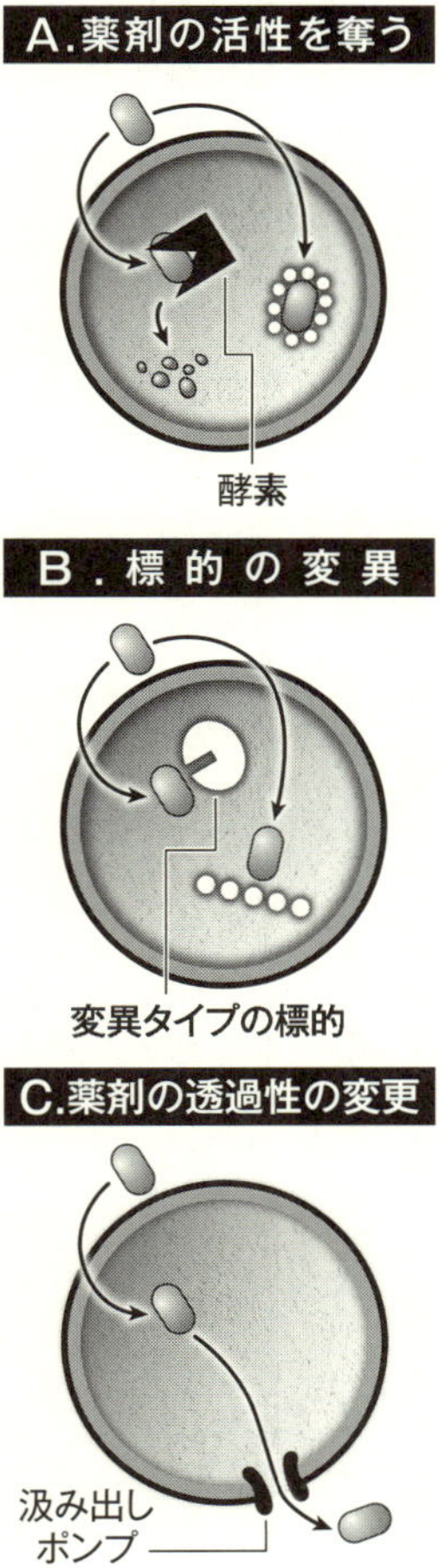

透過性を変える方法が、多くの細菌の耐性機構に関わっていることが分かり、注目されています。

流入を阻害するやり口のひとつとして、バイオフィルムの形成があります。「緑膿菌」などの日和見《ひよりみ》細菌では、少量の抗菌薬があると、お互いに化学物質を出し合って連絡を取り、蛋白質や多糖類を菌体の外に分泌し、周囲を膜状物質で覆い尽くします。これがバイオフィルムと呼ばれるもので、バイオフィルムを作った細菌を抗菌薬で攻撃するのは大変難しくなります。抗菌薬やヒトが作る免疫物質などはほとんど、バイオフィルムの内部に入れません。細菌たちはバイオフィルムを覆いにして、その中で安楽に自分の子孫の生産に励んでいます。

流入してきた抗菌薬を素早く排出する機構も、細菌によく見られる耐性を獲得する機構のひとつです。たとえ抗菌薬が菌体の内部まで入ってきても、素早く汲み出してしまえば、細菌の側には問題が起こりません。抗菌薬を素早く汲み出している細菌には、蛋白質からできているたくさんの汲み出しポンプが認められ、それを使って抗菌薬だけでなく、消毒薬や防腐剤も排出しています。

注意してもらいたいことは、耐性菌には亜型を含めた6種類の耐性機構を複数使って、耐性化しているものが多くなっていることです。例えば、ペニシリンに高度耐性を示すある菌では、ペニシリンの分解、ペニシリンの標的になる酵素の変異、バイオフィルムによるペニシリンの細菌内部への流入阻害などの機構を同時に使って、耐性になっています。要するに、日に日に耐性が強化され複雑化しているのです。こうした菌が増えており、全く困った事態になっています。

細菌の性交で生まれる耐性菌

先の項では、現象面から、細菌が抗菌薬の作用を打ち消してしまう機構を紹介しました。しかし、どのようにして耐性菌が生ずるかを説明してはいません。このためには遺伝学の面からの説明が必要になります。「あらゆる生命現象を第一義的に決定しているのは遺伝子である」というのが、20世紀に確立された生物学の基本概念です。ペニシリン耐性菌の例を取って、以下に説明します。

病原細菌がペニシリン耐性菌になるやり口は、先にも説明したようにたくさんありますが、それぞれのやり口に関与する遺伝子があります。例えば、ペニシリンを壊すことで耐性になる場合は、ペニシリンを分解する酵素を作る遺伝子が関与します。細菌の間では、こうした薬剤耐性遺伝子の受け渡しが実に頻繁に起こっているのです。

細菌には「接合」「形質導入」「形質転換」という3種類の遺伝子受け渡し機構がありま す。中でも薬剤耐性遺伝子の拡散には、接合が一番重要であると思われます。「接合」と書くと、細菌もセックスをするのかと思われるでしょうが、まさにその通りなのです。レダーバーグの研究成果として前にも触れましたが、細菌にもオスとメスがあり、それらが一部合体して、遺伝子の受け渡しをするのです。ただし、細菌がセックスをしている姿は少しもロマンチックでも、エロチックでもありません。

ペニシリンが効く【薬剤感受性菌】（以下、【感受性菌】と略す）も、ペニシリンが効かない耐性菌とセックスをすると、ペニシリン耐性の遺伝子が感受性菌に移され、耐性菌に化けてしまいます。要するに、耐性という性質が、セックスによって種々の細菌に拡散していくのです。

一方、「形質導入」とは、細菌に感染するウイルス（特別にファージと呼んでいます）を介して行われる細菌遺伝子の伝達のことです。ある細菌Aに感染したファージが細菌Aの遺伝子の一部を取り込み、別の細菌Bに感染して細菌Aの遺伝子を持ち込むのです。「形質転換」は、死亡した菌体から放出された染色体遺伝子を、別の細菌が直接自己の細胞中に取り込み、新しい性質を獲得する現象を指します。

これらの遺伝子受け渡し機構に加えて、細菌は「突然変異」によっても、耐性菌に変わります。細菌でもヒトでも、遺伝子が複製される過程で、低い頻度ながら誤りが起こり、親とは異なる性質を持った子孫が生まれます。これが突然変異ですが、誤りも進化の要因になっているのです。また、薬剤耐性遺伝子のいくつかは、一塊になって動く遺伝子群を形成しています。ちょうど、カセットをはめ込むように、一団となった薬剤耐性遺伝子群がいろいろな染色体遺伝子の上に飛び乗り、はめ込まれます。これを「転座」と呼んでいます。こうした現象が頻繁に起こっているが故に、多くの抗菌薬が効かない【多剤耐性菌】の出現も、それほど稀《まれ》な出来事ではないのです。

薬剤耐性遺伝子の起源

細菌の間では、遺伝子のやり取りが行われていますが、それでは抗菌薬に耐性になる遺伝子はどこから来たのでしょうか？　要するに薬剤耐性遺伝子の家元探しですが、答えは判明しています。全てではないにしても、多くの薬剤耐性遺伝子は抗菌物質を作るカビや放線菌から来ています。

カビや放線菌が抗菌物質を作る理由は、生存競争の相手となる細菌に対して抗菌物質を作って殺滅し、細菌がいなくなった場所とそこにある栄養を独占して、一族の繁栄を図ることにあります。抗菌物質を作ることは、カビや放線菌にとって生存競争を戦う上で有利に働きます。ただし、抗菌物質を作るだけで防御していないと、カビたちは自分が作った抗菌物質の作用で、自分を殺すことになりかねません。このため、抗菌物質を作る微生物は全て、自分がやっつけられないための防御機構、すなわち、薬剤耐性遺伝子を保持しているのです。ところが、生存競争の相手となる細菌もさるもので、カビの死骸などからこの耐性遺伝子（例えばペニシリンを分解する酵素の遺伝子）を取り込んで、抗菌薬を無力化しているものもいます。自然の仕組みの合目的性には目を見張ります。

最近発表された論文によると、土壌中に生息する抗菌物質を作る放線菌には、8種類もの異なる薬剤耐性遺伝子を持っている菌が発見されています。中には、これまで化学合成でしか作られていなかった「レボフロキサシン」などに対する耐性遺伝子を持っているものもいるようです。ご用意の良いことだと感心してしまいます。こうした放線菌やカビが薬剤耐性遺伝子の供給源になっているのです。これではいくら我々が知恵を絞って新しい抗菌薬を作っても、それを大量に使っていけば、抗菌薬が効かない耐性菌が簡単に生まれ、優勢になってくるのは避けられないでしょう。

人災としての耐性菌の蔓延

病原細菌が薬の効かない耐性菌になる要因はたくさんありますが、医療関係者たちが抗菌薬を慎重に使っていれば、現在のように耐性菌だらけになり、医療に支障をきたす事態にはならなかったでしょう。しかし、現実は、抗菌薬の乱用が耐性菌の蔓延に拍車をかけています。耐性菌の蔓延は人災とも言える側面があります。

もともと効果が期待できないウイルス性の風邪やインフルエンザに、抗菌薬を使ってきたことがその一例です。「風邪の患者に抗菌薬を投与するのは細菌性の肺炎の発症を予防するため」という弁解もありますが、大規模な疫学調査研究の結果、現在では65歳未満のウイルス性の風邪の患者が抗菌薬を服用しても、服用のメリットは見られないことが明らかになってきました。患者の方も、やたらと効かない抗菌薬を求めないという見識が必要です。そうしないと、抗菌薬が本当に必要な時に、効かなくなってしまいます。

また、ヒトに使われるものの何倍もの抗菌薬が、家畜や養殖魚に「飼料添加物」として使われているのも問題です。詳しくは後述しますが（80頁）、抗菌薬を食わせると、家畜などの発育が良くなるのです。

家畜や養殖魚への抗菌薬の使用を全面的に禁止するのは無理がありますが、医療に使われる貴重な抗菌薬やそれに似たものは、家畜などの飼育に使うべきではありません。耐性菌が増加し、ヒト用の医薬品の効力が失われる可能性が高いのです。

抗菌薬の乱用によって耐性菌が蔓延すると、新しい抗菌薬を作って対抗するというイタチゴッコが繰り返されてきましたが、今や病原細菌の勢いに押しまくられています。新しい抗菌薬自体も良いものがなかなか開発できなくなっています。もはや1種類の抗菌薬を使うだけで、細菌感染症を治療することは難しいのが現実です。おまけに、複数の、種が異なる耐性菌による混合感染も増えています。細菌感染症に対する化学療法の前途は、このままでは暗いと言わざるを得ません。

「耐性菌が多くなるなら、たくさんの系列の抗菌薬を一度に飲めば問題はない」という乱暴な解決策を提案する人もいるでしょう。しかし、薬には「飲み合わせ」という現象があります。複数の薬を飲むと副作用が強く出たり、薬の効果が打ち消されることがあるのです。たとえ薬の飲み合わせが起こらなくとも、数種類の抗菌薬を同時に飲めば、それぞれの薬の副作用が加算されます。病原細菌をやっつけることができても、患者の方も薬の副作用で倒れることになりかねません。薬は毒にもなりうるという一面も持っています。我々が直面している事態の解決は容易ではないのです。

すでに幾度か説明していますが、抗菌薬が効かない菌を「耐性菌」と呼んでいます。これに対して、抗菌薬が効果のある菌を「感受性菌」と呼びます。また、同時にいくつもの抗菌薬が効かなくなっている菌を「多剤耐性菌」と言います。多剤耐性菌には効く薬が少ないために、「スーパー細菌」という恐ろしげな別名も謹呈されています。「超多剤耐性結核菌」や「メチシリン耐性黄色ブドウ球菌（ＭＲＳＡ）」などの悪名高いスーパー細菌の名前は、新聞などで見た方も多いでしょう。

多剤耐性菌の出現はすでに１９５０年代半ば頃から、日本で注目されていました。当時、日本でたくさんの患者が出ていた赤痢に一部の抗菌薬が効かなくなってきたのです。しかも、年を重ねるごとに、多くの抗菌薬が効かない多剤耐性型の赤痢菌が増加してきました。似たような傾向は赤痢菌だけでなく、チフス菌、黄色ブドウ球菌、コレラ菌などにも見られるようになりました。しかし、当時の医療関係者たちは高をくくっていました。多剤耐性菌が出てきても、新しい抗菌薬を開発して、それで退治すれば良いという考えが支配的だったのです。実際、１９７０年代には、比較的簡単に新しい抗菌薬が次々と見つかっていました。１９６９年には、アメリカ公衆衛生局のＷ・スチュアート長官が「感染症の時代は終わった」と高らかに宣言しています。

この宣言が完全な誤りであることが実証されるまでには、たいして時間はかかりませんでした。人間の側が新しい抗菌薬を開発しても、数年も経《た》たないうちに耐性菌が優勢になり、抗菌薬の効果を激減させてしまったのです。新しい抗菌薬の開発と耐性菌の出現というイタチゴッコは現在も続いていますが、新しい抗菌薬が見つかりづらくなってきています。特に1970年代以降は、新たに開発された抗菌薬の種類が少なくなってきています。その上、エボラ出血熱、エイズ、新型インフルエンザなどの高病原性ウイルスによる新しい危険な感染症も見つかっています。感染症対策は世界的な重要課題になっているのです。

プロローグで紹介したレダーバーグの論文によると、アメリカでは1950年から81年までの間では、感染症による年間死亡例は10万人あたり30人に過ぎませんでした。しかし、1982年から94年には10万人あたり60人に倍増しています。感染症による死亡者数の増加はエイズ患者の増加のほかに、耐性菌の増加にもよっています。

抗菌薬の効果を取り戻すために

いささか悲しい現実を紹介しましたが、救いはあるのです。それは特定の抗菌薬の使用を長期間、全面的に中断すれば、その抗菌薬はやがて効果を取り戻してくるという事実です。慎重な使用が抗菌薬の寿命を延ばすことができるという研究もあります。有名な例として、クロラムフェニコール耐性菌の盛衰の歴史が挙げられます。

クロラムフェニコールは、開発当初は赤痢などの特効薬として広く使われていました。しかしご多分にもれず、大量に使用されるにつれて耐性菌が優勢になり、１９７０年頃には我が国で見つかる赤痢菌の約８割が、クロラムフェニコール耐性となってしまいました。折しも、クロラムフェニコールには造血障害や腎障害などの重篤な副作用が出ることが問題になり、１９７５年以降、この抗菌薬は我が国では赤痢などに使用されなくなりました。

その結果、数年後からクロラムフェニコール耐性の赤痢菌の割合が減少し始め、２００1年の時点で耐性菌の割合は2割以下に落ち込みました。耐性菌はゼロにはなりませんでしたが、それはいまだにクロラムフェニコールを治療に使う発展途上国が少なくないことが理由のひとつになっています。要するに、長期の使用中止によってクロラムフェニコールは赤痢に効果を取り戻してきたということです。

この事実は我々に希望を与えてくれます。すなわち、たとえ、**ある抗菌薬が耐性菌だらけになっても、「長期間」使用を中断すると、その抗菌薬は効果を取り戻してくるということです**（ただし、短期間の使用中断では効果がありません）。なぜ、長期間の使用中断により、効果を取り戻してくるかと言えば、抗菌薬が使われていない環境では、耐性菌は感受性菌との生存競争に負けてしまうからです。

すでに見てきたように、耐性菌は抗菌薬を壊したり、抗菌薬に余計な分子をくっつけたり、汲み出したりする酵素や蛋白質を作っています。こうした性質は抗菌薬が使われているところでは殺されずに済むため、大変に有利に働きます。しかし、抗菌薬が使われていない状況下では、耐性菌は不必要な酵素を作ることで余計なエネルギーを使って無駄働きをしていることになります。また、この状況が長い期間にわたって継続すると、余計なエネルギーを使わずに済む（すなわち、全てのエネルギーを増殖に使える）身軽な感受性菌に生存競争で後れをとってしまい、耐性菌の割合が減ってくるというわけです。

耐性菌を増やさず、感受性菌に有利な環境を提供するためにも、無用な抗菌薬の乱用は厳に慎むべきです。

3　抗ウイルス薬の開発と耐性ウイルスの出現

抗ウイルス薬の普及はわずか40年前から

ペニシリンをはじめとする抗菌薬が相次いで発見された一方で、抗ウイルス薬が開発されるまでには、その後20年以上待たなければなりませんでした。ウイルスは、ヒトの細胞に潜り込み、蛋白質合成装置などを乗っ取って増殖するために、ヒトの細胞に影響を与えずに、ウイルスだけを効果的に抑える薬を見つけることが難しかったのです。

最初に抗ウイルス薬の開発に成功したのは、アメリカのＧ・エリオンとＪ・ヒッチングスでした。彼らは１９６０年代後半から、ＤＮＡの構成成分と似た構造の化合物の中にウイルス核酸の合成を阻害するものがあるはずと考え、核酸構成成分の誘導体を数多く合成してウイルスに対する効果を調べ続けた結果、１９７４年に「アシクロビル」と名付けた化合物がヘルペスウイルスの増殖を抑制し、正常な細胞の機能には影響を及ぼさないことを見いだしました。

アシクロビルは細胞由来の酵素ではほとんど活性化されないため、正常な細胞には毒性を発揮することなくヘルペスウイルスの増殖を抑えるのです。また、アシクロビルには正常な細胞よりもヘルペスウイルスに感染した細胞に取り込まれやすい性質があります。アシクロビルは1980年代初めから抗ヘルペス剤として広く用いられるようになりました。現在もヘルペス感染症の標準的治療薬です。エリオンとヒッチングスは、抗ウイルス薬のパイオニアとして、1988年にノーベル賞を与えられました。

アシクロビルが効果を示すのは「単純ヘルペスウイルス」と「水痘・帯状疱疹《たいじょうほうしん》ウイルス」です。これらのウイルスは子供の時に感染することが多く、回復後、終生、神経細胞に潜伏しています。何らかのきっかけで眠っているウイルスが活性化されると、神経から皮膚などの上皮細胞で増殖を始めて口唇ヘルペス、性器ヘルペスや帯状疱疹などを起こすのです。活性化されたウイルスの増殖はアシクロビルにより阻止されますが、神経細胞にウイルスは残っています。ウイルスを完全に排除しているわけではありません。

アシクロビルの開発は、抗ウイルス薬の時代の幕開けになりました。ちょうどエイズが全世界に広がり始め、原因である「ヒト免疫不全ウイルス（ＨＩＶ）」が発見された時期でした。アシクロビルの成功に励まされてエイズ治療薬の開発は急速に推進されました。１９８０年代後半には、ＨＩＶの核酸構成成分と類似した化合物１００種類以上の中から、最初の抗ＨＩＶ薬「アジドチミジン」が開発されました。

１９９６年からは、アジドチミジンをはじめとする薬を組み合わせた多剤併用療法が始められて、エイズの発症率と死亡率は激減、現在では「エイズは死に至る病ではない」とも言われ始めています。しかし、発病しなくなっても、細胞の染色体にはウイルスが潜んでいます。体内のＨＩＶ全てを消失させるには70年以上にわたって薬の服用を続ける必要があるという試算もあります。抗ＨＩＶ薬には重い副作用を示すものが多く、一生飲み続けるのは容易ではありません。ＨＩＶは変異を起こしやすいため、薬剤耐性のウイルスが出現しやすいという問題もあります。そのため、抗ＨＩＶ薬の開発は現在も活発に行われており、２０１７年11月の時点で日本では約30種類の抗ＨＩＶ薬が認可されています。

インフルエンザとC型肝炎の治療薬

インフルエンザ治療薬としては、1990年代に「ザナミビル（商品名・リレンザ）」と「オセルタミビル（商品名・タミフル）」が発売されました。2010年には「ペラミビル（商品名・ラピアクタ）」と「ラニナミビル（商品名・イナビル）」が承認されています。これらは、ウイルスの増殖そのものを抑えるのではなく、体内での感染の広がりを抑える薬です。したがって、感染したのち、すぐに服用すれば発症を抑えることができ、発症したのち48時間以内に服用すれば症状の持続期間を1、2日短縮できます。しかし、インフルエンザウイルスは変異を起こしやすいため、薬剤耐性ウイルスの出現も問題になっています。

C型肝炎ウイルスに対しては、1990年代は抗ウイルス活性がある【インターフェロン】が用いられていました。ただし、発熱などの副作用が強く、また、効果がすぐになくなるので、頻繁に注射をする必要がありました。そこで、アルコールの一種「ポリエチレングリコール（polyethylene glycol：PEG）」で包み込んだ「ペグインターフェロン」が開発され、効果が持続するようになりました。

さらに、1970年代に開発されて以来、実用化には至っていなかった「リバビリン」が、ペグインターフェロンと併用するC型肝炎治療用の薬として21世紀に入ってまもなく認可されました。２０１５年には、単独で使用できるC型肝炎治療薬「ハーボニー配合錠」が発売されました。これはC型肝炎ウイルスの複製を直接阻止します。

抗ウイルス薬の開発は、初期は理論的根拠がないまま、経験的な手段で行われていました。しかし、20世紀終わりからウイルス遺伝子の機能が急速に解明され始めました。そして、それらの知見にもとづいてウイルス増殖を阻止する薬剤開発が行われるようになったのです。その結果、この20年あまりの間に抗ウイルス薬開発の動きは活発になってきました。しかし、大手の製薬企業は先進国で収益が見込める抗ウイルス薬の開発に重点を置いていて、エボラウイルスのように、発展途上国で流行を起こすウイルスに対する薬には、開発の見通しはあっても、関心をあまり示していません。ほとんどがベンチャー企業と公共研究機関によるものです。

抗ウイルス薬でも耐性ウイルスの出現が問題

単純ヘルペスや帯状疱疹の治療薬であるアシクロビルは、免疫機能が正常な人では耐性ウイルスの出現は１％以下と言われています。しかし、免疫機能が低下した人の場合は10

%前後と、耐性ウイルスが生まれやすくなっています。[*1]

また、ヘルペスウイルスは2本鎖DNAのウイルスなので、1本のDNAに変異が起きても、それに相補的なDNAが正常であれば、変異が修復されます。ところが、HIVは1本鎖のRNAウイルスであるため、ヘルペスウイルスのような修復の仕組みがありません。しかも、HIVの増殖は、ほかのRNAウイルスと異なり、感染した細胞の中でウイルスRNAが一旦、DNAに逆転写され核内の染色体に組み込まれます。このDNAがRNAに転写されて子ウイルスが産生されます。ウイルスの遺伝情報が2回コピーされるため、HIVは特に変異が起こりやすいのです。そして、変異ウイルスが、薬剤耐性ウイルスとして、ほかの人に伝播《でんぱ》することになります。

南アフリカでは抗HIV薬が2004年以来、無料で提供されており、現在は同国のHIV感染者のほぼ半分にあたる300万を超える人たちが服用しています。この世界最大規模のエイズ治療対策が10年以上続けられてきたにもかかわらず、HIV感染は増加していて、2016年の時点で成人全体の20%近くが感染しています。

先進国では、HIV感染と診断された場合、感染しているウイルスに効果のある薬が投与され、定期的にウイルスの薬剤耐性が検査されています。しかし、南アフリカでは、2、3種類の抗HIV薬が提供されるだけで、薬剤耐性の試験もほとんど行われていません。そのため、薬剤耐性となったウイルスが広がり続けているものと推測されています。[*2]

抗インフルエンザ薬として最も多く使用されているオセルタミビルは、2007年暮れに、耐性となったインフルエンザウイルスが北欧諸国で高い頻度で見つかり、日本でも2008年から2009年の流行シーズンには、H1N1型インフルエンザウイルスの分離株は100%近くがオセルタミビル耐性になっていました。

*1 Shafer, R.W., Chou, S.: *Mechanisms of resistance to antiviral agents*. in *Manual of Clinical Microbiology, Eleventh Edition*. (Jorgensen, J., Pfaller, M., Carroll, K., Funke, G., Landry, M., Richter, S., Warnock, D., editors), 1894-1912, ASM Press, 2015.

*2 Nordling, L.: *South Africa ushers in a new era for HIV*. Nature, 535, 214-217, 2016.

第2章　抗菌薬の乱用がもたらした2つの災害

悪いことには、私たちは「抗生物質の冬」に向かっているのかもしれない。レイチェル・カーソンの『沈黙の春』からの演繹《えんえき》である。そこで彼女は、鳥たちが殺虫剤によって絶滅しうると予測をした。私たち人類も今、同じ道をたどろうとしているのだろうか。

――マーティン・J・ブレイザー著、山本太郎訳『失われてゆく、我々の内なる細菌』（みすず書房、２０１５年）

抗菌薬が医療の上で演じてきた役割はとてつもなく大きいのですが、世界的規模で抗菌薬が効かない耐性菌が蔓延《まんえん》し、治療が難航するケースが増加しています。同時に、抗菌薬の乱用により、先進国を中心に、これまであまり注目されることがなかった新しい病気が急増しています。本章では、抗菌薬の乱用がもたらした2つの災害、「耐性菌の蔓延」と「新しい病気の急増」について、もう少し、掘り下げた考察と解説を加えてみたいと思います。

世界の政治問題になってきた耐性菌問題

耐性菌は数十年前から憂慮されていた古くて新しい問題です。ただし、世界の政治問題として取り上げられ始めたのはごく最近のことです。この問題が行きつくところまで行った結果だと思われます。

プロローグでも触れましたが、イギリスの研究グループは、このまま対策が取られなければ、2050年には耐性菌による感染症の世界の年間死亡者数は1000万人に達するだろうという予想を発表しました。2014年12月のことです。これはD・キャメロン・イギリス首相（当時）が立ち上げた耐性菌に関する調査チームが発表したものです。これに呼応するかのように、2015年、B・オバマ・アメリカ大統領（当時）は耐性菌に対応した国家行動計画を発表し、感染予防対策費として12億ドル（当時のレートで約1440億円）の予算を盛り込みました。また、2016年に開催された伊勢志摩サミットでも、世界の耐性菌対策が議題になり、各国が連携して解決に努力することが確認されています。

これまで本書で再三指摘したように、こうした耐性菌問題を招いた原因は過剰な抗菌薬、消毒薬、及び抗菌グッズなどの使用にあります。アメリカ疾病制圧予防センターは、使われている抗菌薬の半数は不要な使用であり、これが耐性菌を生み出す原因のひとつであることを指摘しています。

アメリカ食品医薬品庁でも、2016年秋に、19種類の殺菌薬を含む抗菌石鹸《せっけん》やボディソープなどを販売禁止にする処置を講じています。販売禁止の対象になった製品は、抗菌効果があるとする科学的根拠に乏しいばかりか、耐性菌を増やすリスクがあるというのがその理由です。要するに、こうした抗菌グッズは有害無益であるということです。我が国に氾濫している抗菌グッズにも相当いかがわしいものがありそうですが、残念ながら、この面でも我が国の対応に立ち遅れが目立っています。

このような動きを反映しているのでしょうか、2017年2月にWHOが特に警戒が必要な12種の耐性菌のリストを発表しています（表1）。リストは「最も危険性の高いもの」「高区分の警戒を要するもの」「中区分の警戒を要するもの」の3段階に分かれていて、それぞれに3種、6種、3種の菌種がリストアップされています。いずれも治療に有効な抗菌薬が非常に少ない、耐性菌だらけの細菌です。一度こうした細菌に感染・発症してしまうと、治療は難航します。

共生微生物の消滅で新しい病気が増えた

抗菌薬は多くの感染症を制御しましたが、一方では先進国を中心に、これまで少なかった病気を急増させています。

（表1）WHOが公表した特に警戒を要する薬剤耐性菌のリスト（2017年2月）

1	最も危険性の高いもの（3種）
	・緑膿菌（MDRP＊1）
	・エンテロバクター
	・アシネトバクター
2	高区分の警戒を要するもの（6種）
	・ピロリ菌
	・サルモネラ
	・カンピロバクター
	・淋菌
	・黄色ブドウ球菌（MRSA＊2）
	・腸球菌（VRE＊3）
3	中区分の警戒を要するもの（3種）
	・肺炎球菌（PRSP＊4）
	・インフルエンザ菌
	・赤痢菌

悪名高い薬剤耐性菌の略称を（）に示している。
（＊1）多剤耐性緑膿菌
（＊2）メチシリン耐性黄色ブドウ球菌
（＊3）バンコマイシン耐性腸球菌
（＊4）ペニシリン耐性肺炎球菌

例えば、2010年の時点でアメリカでは30%の人が肥満になっており、12人に1人が喘息《ぜんそく》を患っています。これらの患者には抗菌薬の服用者が多いのです。また、若年性の炎症性腸疾患を発症した子供は、健康な子供に比べると抗菌薬を投与された割合が84%も高かったという報告もあり、抗菌薬の摂取がこうした難病のリスク因子のひとつと考えられています。近年発表されている調査研究からも、**喘息アレルギーや自閉症などの患者の増加にも、抗菌薬の使用が関係していることは確実とされています。**[*1] こうした病気に至る機構を説明する有力な仮説がいくつかありますが、いずれの仮説も抗菌薬の大量使用によって、我々と共生している微生物が追放されたことと連動している可能性を強く指摘しています。

有力仮説の例としては、免疫力を強化してくれている共生細菌の多くが、抗菌薬の使用によって失われたために、アレルギー患者が急増したとか、抗菌薬の乱用によって共生微《び》生物叢《せいぶつそう》のバランスが崩れ、腸管に有害な毒素を作る微生物を抑える細菌が死滅したために、炎症性腸疾患の患者が増加したという説が出されています。

共生微生物を失ったヒトや動物は病原微生物に感染しやすい

我々ヒトの体の表面や、口腔《こうくう》、食道を経て肛門に至るまでの消化器官内部には多種多様な共生微生物が存在し、微生物叢（【フローラ】と呼んでいます）を形成していて、その数は100兆個にも上ります。近年の研究により、この**共生微生物はヒトの健康にとてつもなく役立っている**ことが明らかになってきました。この事実を示す動物実験を最初に紹介したいと思います。

我々の体で、最も多くの微生物が棲《す》みついている場所は消化器官で、特に大腸の内部です。何しろここには餌になる大量の食物があるので、細菌が大繁殖しています。このため、大腸から肛門を経て排出される糞便《ふんべん》の約半分は微生物で、中でも細菌がその大部分を占めています。

消化器の内壁は粘膜で覆われています。粘膜は皮膚とは違って柔らかくて脆弱《ぜいじやく》です。我々と共生する有用な微生物たちが、脆弱な粘膜の外側に張り付いてバリアを作り、物理的に侵入を阻止すると共に、抗菌物質を分泌することなどで、外から侵入してくる病原微生物を抑えてくれているのです。共生微生物たちがいかに外から侵入してくる病原菌の感染防御に役立っているかは、以下に述べる動物を使った感染実験からも明らかです。

多くの動物実験では、遺伝学的に素性の知れたマウスやラットが使用されます。ヒトに病気を起こす微生物の多くはマウスなどでも病気を起こしますが、感染実験などでよく使用される病原菌のひとつに、ヒトにも食中毒を起こすサルモネラの仲間である「ネズミチフス菌」があります。この菌は名前の通り、ヒトのチフスのような高熱と腸出血を伴う致死率の高い病気をマウスなどの齧歯類《げっしるい》に引き起こします。

通常の感染実験では、強制的にマウスの口を開かせ、一定量のネズミチフス菌を飲ませて発症の有無を見ます。マウスにとっては迷惑この上もない実験ですが、100個程度のネズミチフス菌を飲まされても発症しないことが多いのです。理由はマウスの腸内で共生している多数の微生物のおかげで、ネズミチフス菌がマウスの粘膜上に到達できず、飲まされた菌は糞便として、そのまま排出されてしまうからです。

ところが、あらかじめマウスに抗菌薬を与えて腸内フローラを構成している細菌たちを殺滅し、その後に100個程度のネズミチフス菌を強制的に飲ませた場合は立派に感染し、多くのマウスが死亡します。この実験から分かることは、**腸内の共生微生物は外から侵入**

してくる病原菌による感染・発症を抑える役割を果たしているということです。我々も抗菌薬を使用した後は、共生細菌の多くが殺滅されているために感染を受けやすい状態になっています。抗菌薬の投与を受けた後の半月間は、特に体調の管理に注意が必要です。

下痢患者に糞便を食べさせる治療法

腸内に共生している微生物が、いかに我々の健康を守ってくれているかを示す例をもうひとつ挙げておきます。すでに説明していますが、抗菌薬を見境もなく使ってきたために、多くの抗菌薬に耐性を示す多剤耐性菌が増加しています。そうした菌の中でも、特に悪名高いのが、現在、欧米の病院で最重要視されている「ディフィシレ菌」です。この菌による下痢症は長期にわたって抗菌薬を大量に投与された患者に発生し、一度発症すると治療が難しく、なかなか全快しません。

ディフィシレ菌はもともと多くの抗菌薬に耐性を示すという困った性質を持っています。このため、長期にわたり大量の抗菌薬を患者に投与し続けると、ほかの多くの菌は死に絶えますが、この菌だけが選択的に生残し、腸管の中で蔓延《はびこ》り、下痢を引き起こす毒素を作って患者を痛めつけます。新しい別の抗菌薬（抗菌薬の最後の砦《とりで》と言われるバンコマイシンなど）を患者に投与することによって、ディフィシレ菌を退治するという治療法も取られていますが、もともと抗菌薬に抵抗する性質を持っているため、下痢はなかなか止まりません。また、抗菌薬の副作用によって、かえって症状を悪化させることも少なくありません。

ところが最近、この厄介なディフィシレ菌下痢症に有効な治療法が開発されました。それは若い健康なヒトの糞便を患者に投与するという治療法です。いささかクサイ治療法に思われるかもしれませんが、この糞便治療法の効果は素晴らしく、90％以上の治癒率を示したという報告も出ています。[*2] 健康なヒトの糞便には腸内に共存していた多様な善玉菌が含まれているので、こうした微生物が患者の腸内で跋扈《ばっこ》していたディフィシレ菌を抑える結果、下痢症が治癒すると考えられます。

読者の皆さんの中には、たとえ下痢が治るにしても、糞便を食べさせられるのはかなわないと思う人もいるでしょう。実際には、この治療法は糞便をそのまま患者に食べさせるものではありません。糞便は溶解され、食べ物のカスなどの夾雑物《きょうざつぶつ》は除かれ、生きた微生物部分を集めて浮遊液を作ります。これを鼻腔などから入れた長いチューブを使って、患者の小腸に注ぎ込むのです。

菌の浮遊液を胃の中に直接注ぎ込むと、胃酸の作用で多くの微生物が殺されます。それを避けるためにチューブの先端は胃を通過させて、下部にある小腸まで伸ばし、小腸に菌の浮遊液を流し込みます。なお、使われる糞便は若い健康なヒトのものであれば何でも良いというわけではありません。糞便の中にサルモネラなどの食中毒菌などが混在していると大変です。こうした病原体が存在しないことを慎重に確認した後で、使用されています。

糞便由来の微生物の中で、ディフィシレ菌の増殖を抑える役割を果たしている有用な微生物は複数あるはずで、それらしきものの候補はいくつか挙がっているものの、現在のところは確定していません。この面の研究が欧米を中心に精力的になされているところです。いずれにしても、腸管内部でディフィシレ菌の活動を抑える役割を果たしている微生物たちが判明すれば、それらを選び出して大量に培養し、糞便の代わりに投与する方法が開発され、ディフィシレ菌下痢症の治療はさらに効率的に進むはずです。

腸内の共生微生物は栄養素を与え、免疫の強化もしてくれる

腸内の共生微生物は外部から侵入してくる病原微生物を抑えてくれるなど、極めて大きな役割を果たしています。我々の顔面、頸部《けいぶ》、体部、手足の皮膚などにも多くの微生物が生息していますが、これらも皮膚の表面に張り付くと共に、抗菌物質を分泌することなどで、外から襲来してくる病原微生物の定着を妨害し、結果として、感染防御に一定の役割を果たしています。

また、女性の膣《ちつ》の内部には乳酸を作る菌が生息して膣内の環境を酸性に保っていますが、その役割は外来の病原微生物の増殖を阻止することにあります。多くの病原性の微生物は酸性の環境下では生育が阻害されるのです。乳酸菌が作る乳酸の感染防御効果は大きいのです。

腸内などに共生する微生物には、このほかに以下に記す2つの重要な役割があります。それは**口から食道経由で入ってくる食物の分解を助け栄養素を与えてくれる役割と、免疫を強化してくれる役割**です。共生微生物は自分たちが作る特異的な蛋白質《たんぱくしつ》を動員して、食

物を消化・代謝して、ビタミンなどの重要成分を我々に与えてくれるのです。患者が抗菌薬の大量投与を受けると、往々にして患者の腸内でビタミンなどを作ってくれている共生微生物が巻き添えを喰《く》らって殺滅されます。結果、患者はビタミン欠乏症に陥ることがあります。

我々の免疫系を強化してくれる共生微生物の役割については、共生微生物を全く持たない動物を使った実験から、その役割が極めて大きいことが証明されています。自然環境に生息する動物は、ヒトであれ、家畜であれ、野鳥であれ、全てがバイ菌にまみれています。しかし、実験室で飼育されている動物の中には、全くバイ菌にまみれていない所謂《いわゆる》「無菌動物」がいます。無菌動物のうちで、動物実験などで頻繁に使用されるのは無菌マウスです。今日では、多くの実験室で多種多様な無菌マウスが飼育されています。

無菌マウスを調べてみると、バイ菌にまみれている同種のマウスに比べて、免疫グロブリン、すなわち【抗体】の量は少なく、【細胞性免疫】も低いレベルに留《とど》まっています。要するに、無菌マウスの免疫力はとても弱いのです。実際、無菌マウスは通常のマウスでは死ぬこともない少数の弱毒菌を感染させても、簡単に死亡します。こうした実験から、通常のマウスの体内では、無菌マウスが持たない共生微生物が抗体の産生を促し、細胞性免疫も強化するために、少数個の弱毒菌に感染したぐらいでは死なないことが分かります。

ヒトでは倫理上の問題があり、人体実験はできませんから、科学的に実証することはできませんが、マウスで言える大抵のことは、同じことがヒトでも言えます。生物学の立場から見れば、ヒトはほかの動物と異なる特別な存在ではないのです。細菌を忌み嫌い、細菌がいない清潔過ぎる環境を作ろうとする人々がいますが、こうした環境はレダーバーグが憂慮しているように、我々の健康には有害無益なことが分かります。

肥満のヒトが持つ共生微生物の種類は少ない

健康なヒトと肥満のヒト、それぞれの腸内に共生する微生物の種類を比較する研究が世界各地で行われています。その結果、ほとんど全てのデータで、**健康なヒトに比べて、肥満のヒトが持つ共生微生物の種類が少ないことが示されています。**通常、こうした比較は微生物の遺伝子を解析することで行われますが、肥満のヒトが有している共生微生物の遺伝子全体は、肥満でないヒトが有している共生微生物の遺伝子全体よりも明らかに少なく、善玉菌が少ないことも報告されています。肥満のヒトが持つ共生微生物の種類が少ないことを示した論文[*3]はありますが、現時点では、肥満のヒトにどの共生微生物が少ないかについては相反する研究報告が多く、確定していません。

肥満のヒトに腸内の共生微生物の種類が少ないということは、逆から言えば多様性に欠ける腸内共生微生物の持ち主が肥満になるかもしれないことを示唆しています。そして、こうした肥満のヒトは、幼年期に抗菌薬の投与を受けた人が多いのです。代表的なデータを紹介しますと、生後2歳までに抗菌薬の投与を受けたアメリカの幼児は、抗菌薬の投与を受けなかった幼児に比べて、1割以上肥満が多かったという結果が出ています。この調査では6万人以上の幼児が調査されており、統計学的にも揺るぎのない結果であるとされています[*4]。

また、乳児期から小児期にかけて、一定期間、抗菌薬を摂取すると、腸内細菌叢に変化が生じ、肥満になることがモデル動物で示され、ヒトにおいても小児肥満になることが報告されています[*5]。

これは投与された抗菌薬によって、元は多様だった腸内共生微生物から、抗菌薬に感受性を示す善玉菌が殺され、失われてしまった結果であると考えられます。殺された微生物は外から補われない限り、復活しません。近年、先進国でよく見られる肥満は食糧事情の良化によると思われていますが、理由はそれだけではなく、共生微生物の種類の減少も関わっていることは明白です。

抗菌薬はヒト以上に大量に家畜に対して使われている

抗菌薬が乱用されてきた対象はヒトだけではありません。先にも少し触れましたが、多様な抗菌薬が家畜にも使用されているのです。こう書くと、病気になったウシやブタの治療に使われているのだと早合点する方もいると思いますが、病気の治療に使われている抗菌薬の量は少量です。

実は大部分の抗菌薬は飼料に混ぜられ、それを「健康な若い」家畜に食べさせているのです。理由はウシやブタの飼料に抗菌薬を混ぜて与えると、太るためです。抗菌薬を与えない家畜に比べ、抗菌薬を食べさせた家畜は肉質が良く、畜産業者の懐を潤してくれるのです。アメリカでは、製造される抗菌薬の70％以上が家畜に与えられています。人間の治療に使われる量よりも、家畜の飼料に加えられる量の方が2倍以上も多いのです。抗菌薬を食べさせると、大きな太った家畜になり、肉の生産量も増大します。そのため、どこの飼育場でも、若い健康なウシ、ブタ、ニワトリなどにせっせと抗菌薬を与えています。**家畜もヒトも、抗菌薬の摂取で肥満体になる傾向があるようです。**

しかし、抗菌薬を大量に使用すれば、必ず耐性菌が出現します。これは必ず起こる法則で、例外はありません。違いは耐性菌が早く出現するか、遅く出現するかだけです。実際、新しいタイプのものも含め、いろいろな耐性菌が家畜の飼育場周辺からもたくさん見つかっています。病院だけでなく、家畜飼育場も耐性菌製造の場になっているのです。こうした家畜飼育場で生まれた耐性菌は、家畜に大きな被害は及ぼしません。しかし、ヒト社会に持ち込まれ、抗菌薬の効かない【日和見《ひよりみ》感染症】の原因になった事例には事欠きません。

最も有名な事例としては、欧州では古くから貴重な抗菌薬「バンコマイシン」に似た抗菌薬を肥育促進のために飼料に添加して家畜に与えてきました。その結果、1980年代の後半から多くの抗菌薬が効かない「バンコマイシン耐性腸球菌（VRE）」が家畜飼育場で大増殖し、それがヒト社会に広がり、医療に支障をきたしていることが挙げられます。

腸球菌自体は我々の腸内にも常在し、健常人には病気を起こしません。しかし、ガンなどの疾患を持つ人や、手術後の患者などが感染してしまうと、効果のある抗菌薬が少ないために治療は難航します。現実に1990年代頃から欧米の病院を中心に、家畜飼育場由来のVREの大流行が起こり、多くの患者が犠牲になっています。

無菌動物に抗菌薬を食べさせても太らない

注目して欲しいことは、若い家畜に抗菌薬を食べさせると家畜は太るのですが、共生微生物を持たない無菌のニワトリやブタに抗菌薬を与えても太らす効果はないという事実です。このことから、共生微生物が家畜を太らせる何らかの役割を果たしていると考えられます。太らせる役割を果たしている微生物としては、肥満者から多く見つかるところから「フィルミクテス（Firmicutes）門」の細菌が候補に挙がっていますが、否定する論文もあり、全面的な支持は得ていません。また、成体になった家畜や、年をとった家畜に抗菌薬を与えても、太らす効果は見られません。抗菌薬で家畜を太らせるには、生後の早い時期から抗菌薬を与えた方が効果的なのです。こうした現象を説明する機構については、いろいろな仮説が出されているのですが、明確な答えは見つかっておらず、今後の研究の進展が待たれます。

早期の抗菌薬の使用が肥満をもたらすことは動物実験でも示されています。生後4週のマウスに抗菌薬を与えていくと、抗菌薬を与えない同種のマウスに比べて、太った大人のマウスになったという実験結果が得られています。[*6] これは、抗菌薬の使用によって腸内の共生微生物の多くが殺菌され、多様性が失われた結果、太ったものと推定されます。

帝王切開で生まれた子供は肥満になりやすい

現在では苦痛が少ないこともあり、出産時に帝王切開を受ける妊婦が多くなっています。**実は帝王切開で生まれてきた新生児は成長すると肥満になりやすいという統計が出ています。**[*7] 帝王切開を受ける妊婦は手術によって細菌感染が起こるリスクが増大するために、手術前に抗菌薬の予防投与を受けています。このため、帝王切開で生まれた新生児は、通常の分娩《ぶんべん》で生まれた新生児とは違って、最初に受け取る微生物は母親の膣内に生息している乳酸菌ではなく、環境中に生息している黄色ブドウ球菌や緑膿菌《りょくのうきん》などを含む雑多な菌になります。抗菌薬の予防投与で、膣内で生息している乳酸菌などの多くの善玉菌が殺されるからです。なお、新生児は母親の胎内に留まっている間は無菌状態にあります。

一方、通常の分娩では、新生児が最初に受け取る微生物は、出生時に通過する膣内に生息している乳酸菌になります。乳酸菌は乳酸を作ることで、ほかの細菌の増殖を阻止すると共に、出生直後は新生児の腸内に優先的に定着し、母乳を消化してくれます。また、未熟な免疫系を訓練・強化し、感染症から新生児を守ってくれます。

1945年に終戦を迎えた第二次世界大戦で、戦争の惨禍をまともに受けたオランダでは、戦後、多くの人たちが食糧不足で苦しむことになりました。しかし、こうした時代に生まれたオランダの子供たちは、食糧不足にもかかわらず、肥満や高身長の若者に成長しました。彼らは大々的に抗菌薬が使用され始めた時代に幼年期を送っています。

日本でも1947年生まれの父親と1975年生まれの息子では、成人後の平均身長に大きな差があります。1947年生まれの父親の平均身長は166cm、平均体重は60kgであるのに対し、息子の身長は171cm、体重に至っては66kgと大幅に増加しています。過酷な長い戦争の後の食糧難の時代に生まれた父親に比べて、栄養学上、豊かな時代に生まれた子供は肥満や高身長の成人に育つのは当然でしょう。しかし、同時に20世紀の半ば以降に始まった抗菌薬の大量使用も、若者の肥満や大型化に影響を与えていたと考える研究者が多くなっています。

出生早期に受けた抗菌薬の影響が、その後の肥満に通ずることは、家畜でも実験動物でもヒトでも、本質的に同じ現象が起こっています。しかし、どのような機構で動物やヒトの肥満が起こるかについては、現時点では完全に推測の領域に留まっています。いくつかの仮説が出されていますが、代表的な仮説をひとつだけ挙げておきます。

すなわち「共生微生物はヒトや動物の免疫機構を刺激し強化するが、抗菌薬の作用で種々の感受性菌を失った共生微生物は免疫機構を刺激する力が弱くなっている。こうした多様性を欠く共生微生物の持ち主であるヒトや動物では、免疫機構の活動に多くのエネルギーを割く必要がなくなり、生育の方にエネルギーを回すことができる。過剰にエネルギーが回された結果が肥満や大型化であり、一方で免疫力に劣るヒトや動物になっている」というものです。

炎症性腸疾患を起こした患者が持つ共生微生物の種類も少ない

潰瘍性大腸炎とクローン病は、共に我が国では難病に指定されている慢性の炎症性腸疾患です。症状は似ていますが、潰瘍性大腸炎は主に大腸に限局して潰瘍を引き起こすのに対し、クローン病は食道から大腸までの消化器官のいたるところで、【炎症】を引き起こすという違いがあります。潰瘍性大腸炎の患者には若者が多いものの、高齢者にも少なからぬ患者が出ています。一方、クローン病の方は10代から20代の若者に多くの患者が出ています。現在の日本国内での潰瘍性大腸炎の患者数は約17万人で、クローン病の方はこれより少なく約4万人です。

実は1980年代の初めは、潰瘍性大腸炎の患者数は1万人以下で、クローン病の患者数は3000人以下でした。三十有余年で共に10倍以上も患者数が急増しており、増加傾向に歯止めがかかっていません。

若年性の炎症性腸疾患（多くは潰瘍性大腸炎やクローン病）の患者の大半が抗菌薬の投与を受けていたという調査研究があります。また、幼児期に抗菌薬の投与を受けた子供は、投与を受けていなかった子供に比べて、クローン病の発症リスクが3倍高くなっていることも明らかになっています。これらはいずれもデンマークでの300万件以上のデータ記録を解析した調査研究の結論です[*8]。炎症性腸疾患の患者から分離される腸内の共生微生物の種類に、多様性が損なわれているというデータも、さまざまなところから出されています。抗菌薬の使用と、それによる共生微生物の多様性の欠如が、これらの病気の有力な発症原因のひとつと考えられているのです。

潰瘍性大腸炎やクローン病の原因については遺伝的要因も疑われていますが、ある程度の関連性はありそうなものの、明快な解答は得られていません。患者の腸内共生微生物の関与や自己免疫反応の異常なども、複雑に絡み合っていると推測されています。食生活も腸内細菌叢に影響するので、何らかの関係があるはずです。

日本人の食生活が伝統的な和風料理から、肉食を中心にした洋風に変化したことで、潰瘍性大腸炎などの患者が増加したという見解も強まっています。また、日本人の特殊な食生活に注目する人もいます。例えば、和風料理には海苔《のり》、ワカメ、昆布、ヒジキなどの海藻類が含まれていますが、欧米人には海藻類を食べる習慣がありません。この結果、日本人の腸内細菌叢には、欧米人が持たない海洋細菌由来の海藻類を分解・利用できる特殊な酵素遺伝子を持った細菌が存在し、腸内細菌の多様性に貢献しています。世界でも1、2位を争う日本人の長寿には、多様な細菌叢を生み出す伝統的な和風料理を食してきたことが貢献しているという見解が出されています。

前述したディフィシレ菌下痢症や潰瘍性大腸炎などの難治性腸疾患には、近年はいろいろな治療薬が開発されており、多くは症状が改善しますが再発を起こしやすく、文字通りの「難病」です。内科的処置では改善せず、大量の出血や腸に穴が開くリスクが高い場合は外科手術が考慮されます。

潰瘍性大腸炎の治療法として、共生微生物の多様性を回復させる目的で、ディフィシレ菌下痢症の項（74頁）で紹介した「糞便治療法」も有力な候補になっています。ディフィシレ菌下痢症の場合は、糞便由来の微生物浮遊液は上（鼻腔または口）からチューブを使って小腸に注入しますが、潰瘍性大腸炎の場合は、下（肛門）から浣腸《かんちょう》で大腸に注入しています。糞便治療法が潰瘍性大腸炎の治療にも効果があるという報告が増えていますが、現時点では、ディフィシレ菌下痢症ほどの高い治療効果は得られていません。しかし、改良を重ねていくことで、優れた治療法に発展することが期待されます。

喘息などのアレルギー患者の増加

これまでは腸内に共生している微生物が抗菌薬の使用によって消滅し、肥満や炎症性腸疾患を発症する原因として疑われてきていることを紹介しました。実は喘息や花粉症などのアレルギーの発症にも、抗菌薬などの乱用によって消化器系の共生微生物の多様性が失われたことが関係していると言われているのです。

スウェーデンとエストニアの、乳幼児の腸内共生微生物の種類とアトピー性皮膚炎の発症の関係を見た調査によると、アレルギー発症児は発症しなかった子供に比べて、善玉菌である「ビフィドバクテリウム属菌」が少なく、ヒトに悪さを仕掛けることが多い黄色ブドウ球菌の検出率が高かったという結果が出ています。[*9] ただし、腸内などの共生微生物そのものが、直接アレルギー疾患を起こしているケースは少ないようです。

アレルギーを起こす原因となる物質を【アレルゲン】と呼んでいます。日本では春になると大変な数のスギアレルギー患者が出ますが、この場合のアレルゲンはスギや、その親戚筋のヒノキの花粉です。小児の喘息アレルギー患者も増加していますが、こちらのアレルゲンはさまざまで、カビ、ダニ、ペットの毛、ほこり、花粉など、多様性に富んでいます。喘息の治療には、原因となるアレルゲンを環境から少なくすることが肝要です。

喘息などのアレルギー疾患の発症要因にも、ヒトの共生微生物が重要な関わりを持っているようです。[*10] 有名な例としては、多様な微生物に満《み》ち溢《あふ》れた農場で育った子供には小児喘息の患者が稀《まれ》であるのに対し、出生後早期に抗菌薬の投与を受けた子供や、帝王切開により無菌に近い状況で生まれた子供には、喘息アレルギーの発症率が高いという報告が出されています。これらの事例から、**多様な微生物を消化器内や体表などに持っている子供（俗な言い方をすると、バイ菌にまみれている子供）の方が、喘息アレルギーなどに罹《かか》りにくいことが推測されます。**

この推測は動物実験でも示されています。すなわち、出生後早期に抗菌薬の投与を受けたマウスは、抗菌薬の投与を受けていないマウスに比べて、気道内部の炎症が起こりやすく、ヒトの喘息に似た症状が強く出ることが示されました。こうしたマウスの腸管内部には乳酸菌などの善玉菌が少なく、抗菌薬に強いカンジダ酵母などの悪玉菌の割合が増加していました。ヒトでも抗菌薬の投与を受けることによって、似た現象が起こっていると考えられます。

腸管内部の善玉菌が減ると、遠く離れた気道にも影響が出るのかという疑問が出ますが、答えはイエスです。次で述べるように、腸は脳と並ぶ生命機構に重大な影響を及ぼす器官です。免疫の活性化などを介して、腸内の共生微生物は健康維持に重要な役割を演じているのです。

自閉症と腸内の共生微生物との微妙な関係

これまで**腸内の共生微生物の多様性が失われると、肥満、炎症性腸疾患、喘息、花粉アレルギーなどの病気が引き起こされる**という間接的な証拠を紹介してきました。**近年は自閉症の患者**（特に小児）**が増加していますが、その発症にも腸内の共生微生物の多様性が失われていることが関係しているのではないかと言われています。**事実、自閉症児の持っている腸内の共生微生物は、健常児に比べて特定の細菌などが蔓延り、多様性に欠けていることが報告されています。

ではなぜ、腸内の共生微生物が多様性に欠けてくると、自閉症が引き起こされるのでしょうか？　その原因については、いろいろな仮説が出されていますが、代表的な仮説を紹介しておきます。

多様性に欠ける腸内の共生微生物は、ヒトの腸に悪影響を与え、炎症や出血を引き起こします。その結果、微生物やその産物が腸内の血管の中に入り、病気を発症させます。また、ヒトの腸内には60％以上の免疫細胞が集中しているのですが、腸内の共生微生物が多様性に欠ける子供は免疫を刺激する力が弱いため、病気などの不都合を引き起こしやすいのです。そしてそれが脳の発達にも影響を与えていると考えられます。

腸は脳と並ぶ生命の司令塔であると言われています。近年の研究が明らかにしたことですが、腸と脳はホルモンなどを介して、相互に頻繁に情報交換を行っており、これを専門用語で「脳―腸相関」と呼んでいます。例えば、共生微生物の不調で、腸が病原菌の感染を受けると脳は不安を感じ、脳がストレスを受けるとその影響は腸に及び便秘になるというように、脳と腸の活動は密接につながっているのです。

現在の微生物学は、腸の共生微生物がどのような機構を通じて免疫細胞に働きかけるかに研究の中心が移されています。精力的な研究が始まって間もないこともあり、詳細は将来の研究を待たねばなりませんが、腸内に共生している多様な微生物が免疫活動を高め、それを通じて体のバランスを保つ役目を果たしていることは確実です。

残念なことに、抗菌薬の乱用によって、今日の人類は有史以来、長期間にわたって共生を続けていた有用な微生物の一部を失っており、それが肥満やアレルギー疾患などの急増につながっていると憂慮されています。こうした中で、失ったかつての共生微生物を求めて、いまだ文明の恩恵を浴していない（すなわち、抗菌薬が使用されていない）地域に住む住民の糞便の中から、長い人類の歴史を通じて共生してきた有用微生物を取り戻そうとする研究プロジェクトも立ち上げられています。今後の成果が期待されるところです。

消毒薬の取扱いには注意が必要

抗菌薬の乱用と並んで、消毒薬を含む抗菌グッズの氾濫も耐性菌の大量生産に影響を与えています。以下にその概要を紹介します。

現在は多種類の消毒薬が販売され、一般家庭でも使われています。消毒薬と抗菌薬は病原微生物を抑えるという点では似ていますが、両者は根本的に違うものです。抗菌薬は主として感染症の治療に使われますが、消毒薬は大半が予防に使われるからです。

消毒薬は作用が穏和なものから、激烈なものまでさまざまです。穏和なものの代表が「塩化ベンザルコニウム」や「グルコン酸クロルヘキシジン」です。これらは家庭で使われる消毒薬で、よく見かけるものです。中程度の作用のものには「エチルアルコール（エタノール）」や、ヨードを含むもの、強力なものとしては「次亜塩素酸ソーダ」（次亜塩素酸ナトリウムも同じもの）や「ホルマリン」などがあります。

消毒薬と抗菌薬のもうひとつの違いは、消毒薬には抗菌薬のような選択毒性がないことです。消毒薬ではヒトに対する毒性と病原微生物に対する毒性の間に差がないために、たとえ穏和タイプの消毒薬でも、飲み込んだり注射したりすると、とんでもない健康障害が起こり、最悪の場合は死亡することになりかねません。要注意です。

例外もありますが、消毒薬の強さは濃度に依存します。このため、穏和タイプの消毒薬でも、濃度の高いものは取扱いに注意が必要です。強力タイプの次亜塩素酸ソーダは薄めたものが家庭用に使われています。もっとも、元来が強力タイプですから、十分に注意しなければならず、時折、事故が起こっています。消毒薬に添付してある「使用上の注意」をよく読んで欲しいと思います。**特に塩素系の消毒薬は大気中に有害な塩素を放出しますので、密閉した狭い部屋では、換気装置が働いていない限り使うべきではありません。**金属を腐食する恐れもあります。

また、エチルアルコール（以下、アルコールと略す）は大変良い消毒薬ですが、水で薄めると消毒力が低下します。通常は70％から80％のアルコールが、消毒用アルコールとして使われています。１００％アルコール、すなわち、無水（純）アルコールの殺菌力はほとんどありません。先に「例外もありますが、消毒薬の強さは濃度に依存します」と書いた、その例外がアルコールです。アルコールが強い消毒力を発揮するためには、水が含まれていることが必要なのです。なお、ボツリヌス菌のように【芽胞】を作る細菌には、アルコールは効果がありません。消毒用アルコールの中で平気で生き永らえます。

かつては、洗面器などに穏和な消毒薬を入れて、数日間放置して、何回も手指の消毒に使っていましたが、この方式は衛生上むしろ有害であるという見解が有力になっています。消毒薬が入っていても、多回使用によって溶液が汚れてくると、消毒効果が激減します。

こうなると、多剤耐性緑膿菌などの消毒薬に強い細菌は平気で増えていきます。病人を抱えている家庭では、場合によっては、洗面器入りの消毒薬を使わざるを得ないと思いますが、その時は毎日、溶液全体を取り替えるべきでしょう。汚れがヒドイ場合は、その都度の交換が必要です。

一般家庭での抗菌グッズの使用は控えるべき

日本人の極端な清潔志向を反映しているためか、いろいろな抗菌グッズが売り出されています。抗菌パンツ、抗菌靴下、抗菌シャツ、抗菌便器、抗菌電気製品、抗菌ハンドル、抗菌椅子、抗菌鉛筆など、実にさまざまなものがあります。これらの抗菌グッズを健常人が使う必要は全くありません。抗菌グッズには塩化ベンザルコニウムなどの穏和な消毒薬を添加したものが多いようです。抗菌グッズに添加した微量の消毒薬が汗などと共に染み出すことで、抗菌作用を発揮するとされています。

実際、**抗菌グッズに含まれるぐらいの消毒薬では、虚弱な細菌にはわずかな効果があるにしても、ウイルスやカビには無力です。もちろん、芽胞を作る細菌や結核菌にも全く効**

果がありません。抗菌グッズの消毒効果に多大な期待は持てません。抗菌グッズを病人や寝たきりの高齢者のいない一般の家庭で使うことは、有害無益です。

45頁で触れたように、耐性菌は汲《く》み出しポンプを使って、抗菌薬を汲み出していますが、同時に消毒薬も汲み出しています。抗菌グッズの氾濫によって、抗菌薬や消毒薬が効かない耐性菌が増えるリスクが高まるのです。微生物関係の専門誌には、そうした事実を示す論文がいくつも掲載されています。

一般の家庭では大量の食品を作るわけでもありませんし、長く食品が室温に放置されることもないでしょう。ちょっとした注意をすれば、食中毒は防げます。たいした効果も期待できない抗菌グッズを一般の家庭で使うことには賛成できません。もちろん、病院、食品製造に関わる職場、病人を抱えている家庭での抗菌グッズの使用は、感染リスクを低減するためにも必要ですが、少しでも安心したいなどという理由で、抗菌グッズを使うのは止《や》めたいものです。自分の周りに薬が効かない細菌を飼うことになりかねません。これは極めて危険な状況なのです。

感染には【外因感染】と【内因感染】の2種類があります。外因感染は環境中の病原微生物に感染することで、コレラや赤痢などの危険な感染症は外因感染で発症します。20世紀の半ばまでの感染症患者の大半は外因感染によっていました。これに対して、感染症に罹りやすい高齢者や基礎疾患を持つ人たちが、自分が保持している平素無害な微生物に感染して発症することがあります。これを内因感染と呼んでおり、現在の我が国での感染症の多くは内因感染が占めています。健常人でも、事故や手術で傷口を介して敗血症を起こすことがよくありますが、大部分は内因感染が原因です。抗菌グッズを使うことで育ててきた耐性菌が内因感染の原因になるリスクがあり、要注意です。

科学の偉大な成果も、使い方によっては大きな災害を生む

この章では、抗菌薬の乱用などによって、我々と共生している微生物の多様性が失われるとヒトの免疫系などが正常に作用せず、結果として肥満、喘息、アレルギー、自閉症などが引き起こされることを紹介しました。抗菌薬の乱用による弊害は、第1章で解説したように、感染症の薬が効かない耐性菌を生み出すだけでなく、こうした災害をも我々にもたらしているのです。

抗菌薬の開発は医学分野における最高の発明と呼ばれ、事実、これまでも幾多の人命を救済してきました。抗菌薬ほど多くの人の命を救ったものはないでしょう。しかし、この抗菌薬といえどもマイナスの側面があり、我々と共生している善玉菌たちを絶滅させてしまうことがあるのです。

ここで思い起こして欲しいのは、20世紀の半ば以降、多種類の化学農薬が開発され、その殺虫効果などによって、穀類などの食糧の大量生産が可能になったものの、一方では大規模な環境汚染を生み出してしまったことです。自動車などの交通機関の発達も、短時間のうちの長距離移動を可能にしましたが、大規模な交通災害や大気汚染を引き起こしています。

このように、全ての科学の産物にはプラス面とマイナス面があります。絶対的に善なるものはなく、その活用には注意が必要です。ただし、マイナス面があるからといって、科学の成果（抗菌薬や農薬など）を否定することはできません。日本人は物事を白か黒かで評価することが好きな、精神的に成熟していない民族だと言う人もいますが、無用な抗菌グッズへの過信も、そうした精神構造の反映でないことを祈りたい気持ちです。

以降の章では、いろいろな微生物によって引き起こされる感染症やガン、自己免疫病などの病気を紹介・解説すると共に、我々にできる具体的な予防対策を提示しています。合わせて抗菌薬や消毒薬などの使用上の注意なども記述しているので、活用していただければ幸いです。

＊1　抗菌薬を服用している人たちに高い確率で、新しい難病の患者が出ることを紹介・解説した参考文献として、福田真嗣ほか「明かされる〝もう1つの臓器〟腸内細菌叢を制御せよ！」（『実験医学』34巻6号、868〜912頁、2016年）があります。

＊2　糞便治療法がディフィシレ菌下痢症に極めて有効であるという論文が、欧米の一流医学誌に次々と発表されています。代表的なものを以下に挙げておきます。van Nood, E. et al.: *Duodenal infusion of donor feces for recurrent Clostridium difficile.* The New England Journal of Medicine, 368, 407-415, 2013.　なお、本書では糞便治療法と表記していますが、専門家は「便細菌叢移植療法」と呼んでいます。

＊3　Le Chatelier, E. et al.: *Richness of human gut microbiome correlates with metabolic markers.* Nature, 500, 541-546, 2013.

＊4　Bailey, L.C. et al.: *Association of antibiotics in infancy with early childhood obesity*. JAMA Pediatrics, 168, 1063-1069, 2014.
＊5　1　Cox, L.L. et al.: *Altering the intestinal microbiota during a critical developmental window has lasting metabolic consequences*. Cell, 158, 705-721, 2014
　2　Murphy, R. et al.: *Antibiotic treatment during infancy and increased body mass index in boys: an international cross-sectional study*. International Journal of Obesity, 38, 1115-1119, 2014.
＊6　Cho, I. et al.: *Antibiotics in early life alter the murine colonic microbiome and adiposity*. Nature, 488, 621-626, 2012.
＊7　帝王切開で生まれた子供が免疫力に問題を抱えた肥満児になりやすいという機構については、下記の書籍などで解説されています。アランナ・コリン著、矢野真千子訳『あなたの体は9割が細菌――微生物の生態系が崩れはじめた』（229～258頁、河出書房新社、2016年）、Huh, S.Y. et al.: *Delivery by caesarean section and risk of obesity in preschool age children: a prospective cohort study*. Archives of Disease in Childhood, 97, 610-616, 2012.
＊8　潰瘍性大腸炎やクローン病の発症と、抗菌薬の使用が密接な関係にあることを紹介した文献として、マーティン・J・ブレイザー著、山本太郎訳『失われてゆく、我々の内なる細菌』（196～197頁、みすず書房、2015年）が重要です。
＊9　Björkstén, B. et al.: *Allergy development and the intestinal microflora during the first year of life*. The Journal of Allergy and Clinical Immunology, 108, 516-520, 2001.

＊10　アレルギー疾患と腸内細菌叢の関係、並びに治療法などを紹介した総説として、下条直樹「アレルギー疾患と腸内細菌叢」（『実験医学』32巻5号、824〜829頁、2014年）が有用です。

第3章　感染症を引き起こす病原微生物とその対策

1　消化器感染症を起こす微生物と食中毒対策

寒冷期でも食中毒は頻発する

消化器感染症は【経口感染症】とも呼ばれています。病原微生物やそれらが作る毒素に汚染された食品や飲料を口から取り込み、微生物や毒素によって消化器が損傷を受け発症する病気です。下痢のほかに腹痛、嘔吐《おうと》、吐き気などが主な症状になります。発熱は病原微生物の種類によっては見られないこともあります。消化器感染症は一般に食中毒と呼ばれていますが、専門家の定義では、消化器感染症と食中毒は必ずしも同じではありません。しかし、ここでは一般に馴染《なじ》みが深い用語である食中毒を原則として使うことにします。

我が国では、食中毒による年間の死亡者数は千数百人と報告されています。肺炎などの呼吸器感染症の死亡者数と比べると、格段に少ない数字です。ただし、千数百人という死亡者数は、死亡診断書などから出された総数で、実際はもっと多いと推定されます。高齢者が多くなった今日、「老衰」などと診断されている高齢の死亡者の中には、相当数、消化器感染症が原因で亡くなっている人もいそうです。

１９６０年代までは原因物質不明の食中毒事件が多かったのですが、現在は検査法が長足の進歩を遂げ、原因不明の食中毒事件はほとんど起きていません。かつては大半の食中毒は細菌性食中毒でしたが、最近はウイルス性食中毒、特にノロウイルス食中毒が増えてきています。食中毒患者の90％以上が、細菌性もしくはウイルス性食中毒患者です。

以前は食中毒の発生シーズンは、食中毒菌の活動が盛んな夏季と相場が決まっていました。この傾向は細菌性食中毒に限っては基本的には変わっていませんが、地球温暖化や暖房設備の普及もあって、冬季も油断できません。牡蠣《かき》を食する寒冷期にノロウイルス食中毒が数多く発生していることもあって、今日では年中、食中毒の発生報告がされるようになり、統計で１、２月が一番多く発生した月になることも珍しくありません。

食中毒菌の栄枯盛衰

近年の原因物質別の食中毒事件発生状況を調べてみると、事件数では**ノロウイルスとカ**

ンピロバクターによる食中毒がトップを競っており、患者数ではノロウイルスによるものが断然の1位となっています。また、依然として大規模な食中毒事件も起こっており、ノロウイルスやサルモネラによる食中毒事件では、1件あたりの患者数が多いのが特徴です。

食中毒原因物質別のランキング表を眺めてみると、カンピロバクターとノロウイルスのほかに、**ウェルシュ菌**といった熟年層には馴染みの薄い新顔が上位に顔を出しているのが目につきます。かつて「食中毒の悪の御三家」と言われた「**腸炎ビブリオ**」「**黄色ブドウ球菌**」「**サルモネラ**」のうちで、特に腸炎ビブリオと黄色ブドウ球菌の凋落《ちょうらく》が目につきます。背景には、食品衛生の知識の普及、食生活や食品製造の形態の改善などがあります。これらの食中毒の減少は関係者の努力の賜物《たまもの》です。食品衛生に関する限り、日本は世界でも有数の先進国になっているとされています。

食中毒菌に指定されているものには20種類以上があり、主なものとしては、サルモネラ、カンピロバクター、腸炎ビブリオ、黄色ブドウ球菌、ウェルシュ菌、**病原性大腸菌**、**ボツリヌス菌**、**リステリア**があります。

細菌性食中毒には、食品を汚染して増殖する過程で細菌が作った毒素を食べて起こる場合と、食品と共に取り込んだ細菌がヒトの腸内で増殖して起こる場合があります。前者を「**毒素型食中毒**」、後者を「**感染型食中毒**」と呼んでいます。

先に挙げた食中毒菌のうちで、黄色ブドウ球菌とボツリヌス菌が毒素型食中毒を、残りの細菌が感染型食中毒を起こします。ここで特に強調しておきたいことは、黄色ブドウ球菌食中毒などの**毒素型食中毒を発症した場合、抗菌薬の服用は全く治療効果がない**ということです。抗菌薬には毒素を抑える作用はありません。

卵を汚染するサルモネラ

サルモネラとカンピロバクター食中毒の増加は、日本人が肉類や卵類を大量に食べるようになったことと関係があります。特に近年に多発したサルモネラ食中毒は汚染卵によるもので、サルモネラの仲間である「**エンテリティディス菌**」による食中毒が多くを占めていました。これはニワトリの腸の中に生息しているサルモネラが、糞便《ふんべん》を介して卵を汚染することが原因と考えられます。卵の殻によっては、目に見えないような小さなヒビがあり、そこを通って糞便中のサルモネラが卵の内部に入ることがあるのです。ニワトリは卵を産み出す孔《あな》と糞便を出す孔が共通なため、こうした汚染が起こります。中には、サルモネラがニワトリの卵巣に棲《す》みついていることもあり、生まれる前から卵が汚染されていることがあります。しかし、我が国におけるサルモネラ食中毒は、ヒヨコに予防ワクチンを接種することで、以前ほど多発しなくなりました。動物用ワクチンの大きな効果です。

食中毒菌の中では、サルモネラは激しい症状を示す菌ですが、健康な成人であれば、少数個のサルモネラを取り込んでも発症することはありません。過信は禁物ですが、卵を冷蔵庫に入れておけば、サルモネラは低温では増えないので安全です。**卵は長期間、室温で放置しないことです。同時に殻を割った卵は早めに調理すること、摂氏80度以上、10分間も加熱すれば殺菌できます。サルモネラ食中毒の症状としては、下痢、腹痛、嘔吐などのほかに、発熱を伴うものが多いのが特徴です。**

「ドブ漬け」で起こるカンピロバクター食中毒

カンピロバクターは耳慣れない菌の名前かもしれませんが、食中毒の旧御三家を押しのけて、急激に患者が増加している食中毒菌です。細菌は形態の違いから、球菌、桿菌《かんきん》、ラセン菌に分けられていますが、カンピロバクターはラセン菌構造をしています。

この菌による食中毒は、特に5月から10月にかけて多発しています。症状は嘔吐、腹痛、下痢で、発熱は少ないようです。重症例が少ないのが救いです。ただし、この食中毒に罹《かか》った人のうちで、約1000人に1人の割合で、難治性の自己免疫病であるギラン・バレー症候群の発症者が出るので要注意です。なお、ギラン・バレー症候群については次章で解説します（206頁）。

大部分のカンピロバクター食中毒は、生や生焼けの鶏肉を食べたことが原因で発生しています。現在はニワトリの羽毛を除去するために、首を刎《は》ねたニワトリを温湯につけて、羽毛をむしりやすくして処理しているところが多いようです。こうした状態を食品衛生の専門家たちは仲間うちで「ドブ漬け」と呼んでいます。名前の由来はたくさんのニワトリを温湯につけるため、ニワトリの糞便などで汚染された温湯がドブ色になっているところから来ています。カンピロバクターは健康なニワトリの腸の中にもたくさんいますので、ドブ漬けの間に鶏肉の表面は糞便を介してカンピロバクターに汚染されてしまいます。

カンピロバクター食中毒の多発は、食品の大量生産時代の陰の部分を示しています。ドブ漬けは止《や》めてもらいたいところですが、生産者側からすると楽にニワトリの羽毛を除去でき、生産効率を上げられるので止められないのでしょう。医者が安易に抗菌薬を処方したり、畜産業者が家畜を太らせるために餌に抗菌薬を混ぜ込むのと同様、ここでも「経済の原則」が働いています。このような状況では消費者の側が自衛するほかありません。

カンピロバクター食中毒を防止するためには、鶏肉は十分に熱を通すこと、生の鶏肉やレバーは食べないこと、また、鶏肉を処理した包丁やまな板で、生野菜などを直接処理しないことが重要です。包丁やまな板を介して生野菜がカンピロバクターに汚染されてしまいます。カンピロバクターは加熱処理をすると簡単に死滅する細菌ですが、困ったことに少数の生菌を摂取しただけでも感染することが珍しくありません。

近年は地鶏の生肉などを刺身として出している飲食店がありますが、地鶏の中にも、ドブ漬けで羽毛が除かれているものもあるようです。地鶏という名前には高級なイメージがありますが、必ずしも安全というわけではありません。実際、地鶏の生肉や生レバーを食べたことによる食中毒事件が発生しています。

19世紀の終わりには、すでにその存在が知られていたサルモネラが古株の食中毒菌とすると、カンピロバクターは1970年代にヒトへの影響が確認された比較的新顔の食中毒菌です。それまではカンピロバクターを培養する技術が開発されていなかったために見過ごされていたのでしょう。この菌は気難しく、実験室などで採用されている標準的な培養条件では簡単には増えません。1970年代以前にカンピロバクター食中毒が起こっていなかったわけではなく、カンピロバクターを検出する技術がなかったために、「原因不明の食中毒」として片付けられていたと思われます。ウェルシュ菌なども、そうした新顔の食中毒菌です。

地上最強の猛毒・ボツリヌス菌

毒素型食中毒を起こすボツリヌス菌と黄色ブドウ球菌は、共に古株の食中毒菌ですが、これらの2種類の細菌が作る毒素は対照的な異なった性質を持っています。**ボツリヌス毒素は地上最強とも言える猛毒ですが高温には比較的弱く、加熱処理をすると壊れてしまいます。一方、黄色ブドウ球菌の毒素は、熱に強い抵抗性を示し、摂氏100度で数分間熱してもくたばりません。**まず、猛毒のボツリヌス毒素の方から紹介します。

ボツリヌス食中毒は極めて危険な食中毒で、適切な治療が施されないと、4人の患者中1人は死亡します。ボツリヌス毒素のすごさは100gの毒素があれば、それを薄めて均等に注射すると、日本人の半分以上を殺すことができるところにあります。もっとも、これは動物実験や過去の食中毒事件の結果から推定されている数字で、確固とした根拠があるわけではありませんが。

ボツリヌス食中毒では毒素は胃腸から吸収され、神経系に作用します。初期症状としては風景が二重写しになったり、飲食物の飲み込みに支障をきたしたり、手足のしびれなどが出ます。進行すると歩行が困難になり、最終的には呼吸困難で死亡します。

毒素型食中毒は、食品を汚染している毒素を食べて発症するので、摂食後から発症に至るまでの時間が短く、ボツリヌス食中毒でも早いものでは、摂食後1時間で症状が出ます。缶詰や瓶詰を食べてこれらの症状が出た場合は、即座に病院に駆け込む必要があります。

ボツリヌス毒素は高温に不安定なので、熱処理で簡単に不活化します。しかし、菌の方は高温に極めて安定な芽胞という形態をとりますので、その制御は一筋縄ではいきません。芽胞は家庭で常備している消毒薬ではなかなか殺菌できません。酸素があるところでは増えない**【嫌気性菌】**であるため、過去には西欧で加熱が不十分な缶詰や瓶詰、ソーセージなどで食中毒が起こっていました。**缶詰や瓶詰などの空気**（酸素）**が入らない食品は少し変だと思ったら、絶対に味見はしないことです。ボツリヌス菌が増えていると、作られる毒素は猛毒なので、味見をしただけで死亡した不幸な人もいます。**

我が国では数十年前までは、ボツリヌス食中毒で多数の死亡者が出ていました。現在は衛生教育も行き渡り、年間のボツリヌス食中毒患者数はゼロの年が多くなっています。ただし、２０１７年には乳児ボツリヌス症の患者が出て死亡しています。

健康な成人が少数のボツリヌス菌や芽胞を食べても、腸内などに生息しているフローラ（微生物叢《びせいぶつそう》）が働き、ボツリヌス菌の増殖を抑え込んでくれます。しかし、１歳未満の乳児には安定したフローラが定着していないために、ボツリヌス菌の芽胞を飲み込むと腸内で繁殖して深刻な病気、すなわち、乳児ボツリヌス症を発症してしまいます。特に蜂蜜にはボツリヌス菌の芽胞が潜んでいることが多く、２０１７年の死亡例でも原因食品は蜂蜜でした。**健康に良いからといって、１歳未満の乳児に蜂蜜を与えてはなりません。**

このように猛烈なボツリヌス毒素ですが、意外なことに医薬品としても使われています。

毒素が筋肉を弛緩《しかん》させる作用（この作用のために、ボツリヌス食中毒では歩行困難や呼吸不全が起こります）を利用して、顔面けいれんや斜視などを治療する医薬品として使われているのです。また、この毒素は美容の世界では「皺《しわ》とり」用にも使われています。近い将来、皺とり用のボツリヌス毒素を使った商品は世界中で、年間５０００億円を超える売上高となるだろうと予想されています。もちろん、呼吸不全などを起こすと大変なことになりますので、治療や美容に使う毒素の量は超微量です。

１万人を超す食中毒患者を出した黄色ブドウ球菌

黄色ブドウ球菌については第1章で少し触れましたが、**この菌による食中毒の症状は一般に軽く、嘔吐、腹痛、下痢などが主です。発熱はほとんどありません。【潜伏期】、すなわち、汚染食品を食べて発症するまでの時間は極めて短く、最短で30分と言われています。黄色ブドウ球菌食中毒にやられても、健康な若者なら1日も経《た》てば、元気を取り戻します。**

２０００年に某乳業メーカーが製造・販売していた牛乳が黄色ブドウ球菌食中毒の原因となる毒素に汚染され、１万人を超す大変な数の食中毒患者が出ました。この食中毒事件は、生乳の加熱処理が不十分だったために起こった事件です。先にも書いたように、この毒素が高温処理に強いために起こりました。

黄色ブドウ球菌は我々の手指や鼻腔《びくう》中にも生息しています。衛生教育の普及などにより、食品製造業者が素手で食品を扱わなくなったり、手洗いを励行するようになったことで、この菌による食中毒事件は減少しました。

日本中がO157に汚染されている

大腸菌は酸素があるなしにかかわらず増殖する細菌ですが、酸素が存在する方が早く増殖します。我々の腸の中、わけても大腸でよく見つかる細菌です。名前の由来もそこから来ています。しかし、大腸に存在する細菌の中で、最も多い細菌が大腸菌というわけではありません。大半のヒトは、酸素があるところでは繁殖できない嫌気性菌を大腸菌よりもたくさん抱えています。腸の中は酸素が存在しない状態ですから、大腸で繁殖する細菌も嫌気性菌が有利になります。大腸菌が初めて発見された19世紀の終わり頃には、嫌気性菌を培養できる簡便な装置が考案されていなかったために、大腸で最も多く存在する菌が大腸菌とされたのでしょう。

１９８０年代の初め頃までは、例外はあるものの多くの大腸菌はヒトには無害で、健常人を死に至らしめるような病原性の強いものは存在しないと思われていました。ところが１９８２年にアメリカ・オレゴン州などで発生したハンバーグが原因とされる食中毒事件がきっかけとなり、その認識が誤っていたことが判明します。この食中毒事件の患者の便は鮮血便で、尿毒症を起こした患者もいました。鮮血便が出るということは、お腹《なか》のどこかにヒドイ出血があったことを示しています。極めて由々しき事態です。

この深刻な食中毒事件を起こした原因微生物として、「**腸管出血性大腸菌Ｏ１５７**」が発見されました。Ｏ１５７は、これまでの病原性大腸菌には見られない重症の病気を起こし、後で述べる志賀型赤痢菌が持つ【志賀毒素】に似た猛毒素を作ります。

30歳以上の読者の方は鮮烈な記憶を持たれていると思いますが、１９９６年には日本中でＯ１５７食中毒事件が次々と発生し、約1万人もの患者と11人の死亡者が出ています。学校での集団発生が多く、犠牲者の多くは児童たちでした。

今日では１９９６年のような大流行はありませんが、毎年のようにＯ１５７による集団食中毒が発生しています。記憶に新しいところでは、２０１７年に関東地方の惣菜店「でりしゃす」４店で、ポテトサラダなどを食した客22人が感染し、このうち３歳の女の子が死亡しています。Ｏ１５７をはじめとする腸管出血性大腸菌は日本の全ての都道府県で見つかっており、年間数千人の患者が出ています。これはすでに日本中がＯ１５７に汚染されていることを示しています。

なお、Ｏ１５７に限らず、志賀毒素を作る大腸菌は、全て腸管出血性大腸菌に分類されています。そうしたものの中で、Ｏ１１１やＯ２６などといった大腸菌による食中毒も出ていますが、今日でも腸管出血性大腸菌の中ではＯ１５７が最も重要です。なお、Ｏ１５７などの名前は大腸菌の表面にある【抗原】の番号を表しています。発見された順番に番号が振られており、現在では２００種近くのものが知られています。

腸管出血性大腸菌による食中毒が起こる原因は、健康なウシがＯ１５７などの大腸菌を腸内に保菌しているためです。食肉処理場などで糞便や腸内の内容物を介して牛肉が汚染されるために、特に多数の端肉が混ざる挽肉《ひきにく》製品（ハンバーグなど）による食中毒が多発するのです。

ヒトの細胞とは違って、ウシの細胞には腸管出血性大腸菌が作る志賀毒素を受け取る**【受容体】**がありません。このため、ウシは病気を起こさず、平気でいられるのです。

なお、**O157や志賀毒素は摂氏80度以上、数分間加熱すれば完全に活力を奪うことができます。しかし、食品の内部まで熱が通らないと危険です。特に自家製のハンバーグを作る時には、内部まで十分に熱を通すことが肝要です。O157食中毒はボツリヌス食中毒に次ぐ恐ろしい食中毒です。**ただ、O157は家庭にある消毒薬で殺菌できる細菌なので、それが救いです。

O157食中毒の場合、摂食から発症までの潜伏期は比較的長く、3日から10日です。食中毒を起こすには、ヒトの体内である程度の菌数まで増殖する必要があるので、発症までに時間がかかるのです。症状としては下痢と腹痛が多く、重症化すると鮮血便が出ます。適切な処置がとられないと死亡しかねない病気です。血便が出る時はO157感染だけでなく、ガンの可能性もありますから、直ちに医師の診断を仰ぐべきでしょう。O157は感染力が強く、100個ぐらいの少数菌でもヒトに感染することがあると言われています。

O157はどこから来たのか

それではなぜ、20世紀の終わり頃からO157食中毒が頻発するようになったのでしょうか？　これについては1996年のO157の大流行がテロではなかったかという説も含めて、たくさんの説があります。有力な説のひとつは、O157は元々日本には存在しなかったが、牛肉や飼料などと共に外国から入ってきたというものです。もうひとつの有力説は逆に、O157は昔から我が国には生息していたという考えです。

後の説を唱える人たちは、半世紀以上前に日本中で大流行を繰り返していたが、今は見られなくなった「疫痢」という病気の病原体が、O157などではなかったかと疑っています。疫痢説の提唱者たちは、当時の検査技術では、我々のお腹の中にいる無害な大腸菌とO157が区別できなかったために見過ごされていたというのです。今となっては、どの説が正しいか分かりませんが、筆者（三瀬）を含む熟年の細菌学者の多くは、疫痢説に魅力を感じています。

O157の患者の治療では、下痢止めを使うのは好ましくないことが、大阪大学の本田武司博士らの研究で明らかになっています。O157や志賀毒素は腸内に留《とど》まっていると悪さをするので、サッサと下痢便と一緒に体外に流し出した方が良いようです。O157の治療で抗菌薬を使うことは効果があるという人と、有害だという人に二分されています。有害であると主張する人は、O157が抗菌薬で殺される時に、志賀毒素を菌の外に放出してしまい、有害な作用を及ぼすことなどを危惧しています。しかし、感染したばかりの患者のお腹のO157は数が少ないので、抗菌薬を使ってO157を殺した方が良いという意見が大勢を占めています。放出される志賀毒素の量も少ないからです。

志賀潔による赤痢菌と志賀毒素の発見

我が国では20世紀の前半までは、コレラ、赤痢、腸チフス、及びパラチフスなどの細菌による下痢症の死亡者数は、結核や肺炎の死亡者数と並ぶほど多かったのです。現在の三大死因はガン、心疾患、肺炎ですが、当時の三大死因は結核、肺炎、下痢症でした。いかに、赤痢などによる死亡者が多かったかが分かります。年間に数万人もの赤痢患者や腸チフス患者が出る年も珍しくはなかったのです。

当時は抗菌薬もほとんどなく、乳幼児たちが赤痢や腸チフスに罹ると、治療は困難を極めていました。現在は国内の衛生状態が極めて良くなり、赤痢患者は年間に数百人、腸チフス患者とパラチフス患者は合わせても100人以下の年がほとんどになっています。コレラ患者数も年間100人以下で、10人以下になる年も少なくありません（例外もありますが）。いずれの疾患でも、死亡者はほとんど報告されていません。患者の多くは発展途上国に滞在している間に感染し、帰国後発症する「外来性感染症」のケースが多くなっています。赤痢などの流行地では生モノはとらないという注意が必要です。

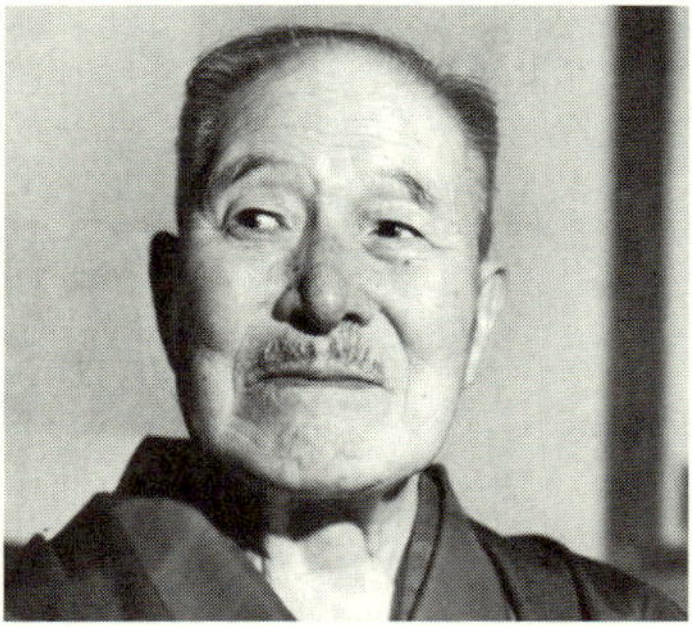
図5　赤痢菌と志賀毒素の発見者である志賀潔
（写真提供　朝日新聞社／ユニフォトプレス）

赤痢菌は、1897年に志賀潔（図5）によって初めて発見されました。赤痢菌はいろいろな菌種に分けられますが、志賀が発見した志賀型赤痢菌の病原性が飛び抜けて強いのです。志賀型赤痢菌の病原性の強さは、この菌だけが猛毒の志賀毒素を作ることにあります。

志賀による志賀毒素の発見に関しては凄《すさ》まじい

エピソードがあります。志賀は赤痢ワクチンの試作の過程で殺菌した赤痢菌溶液を自分の体に注射し、激烈な痛みで七転八倒したというのです。体を張った実験だったわけですが、運が悪ければ死亡するリスクも高かったはずです。志賀毒素はボツリヌス毒素に匹敵する強毒素ですから。

志賀型赤痢菌とＯ１５７が作る毒素は同じものです。幸い、現在は我が国では志賀型赤痢菌による赤痢患者はほとんど出ていませんが、発展途上国では流行を繰り返している国が少なくありません。我が国の赤痢患者は、病原性が弱いタイプが多く、単なる下痢で終わることが多いようですが、**通常の感染では嘔吐、高熱、吐き気などのほかに、左下腹部に強い腹痛が出ます。**ご多分にもれず、赤痢菌の世界でも、抗菌薬が効かない多剤耐性菌が多くなっていますが、治療には後発の抗菌薬が使われ、今のところは効果が上がっているようです。

日本もコレラ菌が常在する国になるかもしれない

腸チフスとパラチフスは原因菌が違いますが、症状は似ています。**共に摂氏39度以上の**

高熱が出るのが特徴です。バラ疹もよく見られます。治療を誤ると腸出血で死亡しかねないこともあって、コレラ以上に恐ろしい病気です。症状が現れるまでの潜伏期は通常長く、1週間以上と言われています。治療に使う抗菌薬としては、副作用が強いためにほかの病気では使用が制限されていますが、クロラムフェニコールが有効です（耐性菌でなければの話ですが）。フルオロキノロン系などの抗菌薬も使われています。病気の症状が激しいので、抗菌薬を使った治療が絶対に必要です。

　コレラは「白痢」とも言われ、米のとぎ汁のような白い便が出ます。ヒトの腸の表面を構成している繊毛がはげ落ちたものが白色の正体です。潜伏期は1日から5日です。コレラ菌は病原性の強いアジア型と、それよりは弱いエルトール型に分かれています。19世紀に6度にわたる世界を巻き込む大流行を起こしたのはアジア型ですが、現在流行しているのは大半がエルトール型です。

　コレラの主な症状としては、下痢のほかに嘔吐がありますが、発熱や腹痛は少ないようです。患者によっては1日のうちに十数ℓもの水様便を出すために、的確な処置をしなければ、水と電解質の喪失により死亡します。このため、治療は失われる水と電解質を輸液によって補うことが第一になります。患者に体力があれば経口で、そうでなければ点滴で補います。感染初期には、耐性菌でなければテトラサイクリンの投与が有効です（時々、テトラサイクリン耐性のコレラ菌も見つかっていますが）。コレラは早期に診断がなされ、輸液などの処置が適切にとられれば、名前ほど恐ろしい病気ではなくなっています。ただし、医療が整っていない地域でコレラを発症すると大変です。アフリカや東南アジア、ハイチなどで流行を繰り返しています。

我が国では19世紀の半ば以降、たびたびコレラの流行があり、明治時代を通じて40万人もの人がコレラで死亡しています。この数は西南戦争や日清・日露戦争など、多くの戦争を続けていた明治年間の戦死者総数の2倍以上という数になっています。特段、戦争の災禍を過小評価する意図はありませんが、強毒微生物がもたらす災禍は、戦争の災禍を上回ることが多いのです。

その後、我が国ではコレラの流行は徐々に収まり、１９４０年代の後半から１９７０年代の初め頃までは、コレラ患者はほとんど発生しませんでした。しかし、１９７０年代の半ば以降、間欠的にコレラ患者の発生が報じられるようになりました。今では患者が出ても数が多くなければ、ニュースにもなりませんが。

患者の多くは海外のコレラ常在国で感染し、帰国後に発症する「外来性感染症」の患者ですが、渡航歴のない人にも時折、コレラ患者が出ています。こうしたケースの多くは、外国から輸入した食品にコレラ菌が混入しており、それを食べて発症していると推測されます。

我が国では食料の6割以上を外国からの輸入に依存しており、海産魚介類もコレラ菌が常在している熱帯・亜熱帯の発展途上国からたくさん輸入しています。**コレラ菌は水生細菌で、輸入した魚介類が汚染されている可能性もあります。**港湾などにある検疫所では日夜、輸入食品の検査をしていますが、我々の口に入る食品そのものの「究極」の安全性は検査では保証できません。当たり前のことですが、検査に使った食品は食べられません。

それ故に、食の環境整備が有用になります。食品を輸出してくれている発展途上国の衛生環境の改善に努めることは、我が国におけるコレラなどの感染症の侵入防止にも役立つので、結局のところは我々の利益にもなります。もちろん、相手の国々にも感謝されますし、そうした努力が必要です。

なお、**コレラ菌はそのイメージとは逆に、極めて脆弱《ぜいじゃく》な細菌で、十分に熱を加えてやれば簡単に殺菌できます。**現時点では日本にコレラ菌が常在しているという証拠はありませんが、地球の温暖化により亜熱帯化し、日本もコレラ菌が常在する国になるのではないかと憂慮している専門家も少なくありません。残念ながら、筆者（三瀬）もその可能性が極めて高いと考えています。

貝を汚染して広がるノロウイルス食中毒

「**ノロウイルス**という言葉をこのところよく聞くが、20世紀には全く聞かなかった」という人が、多いのではないでしょうか。そうした意見は当然で、ウイルス学の専門家の間で、ノロウイルスという言葉が使われ始めたのは2002年からだからです。それまでは「小型球形ウイルス」とか「ノーウォーク様ウイルス」などと呼ばれていました。これが2002年に開かれた国際ウイルス分類委員会で、ノロウイルスという名称に統一されたのです。冬季に牡蠣を介して起こる食中毒の大半の元凶が、このウイルスなのです。

近年、ノロウイルス食中毒の発生報告が増加した原因のひとつは、ノロウイルスを迅速かつ簡便に検出する検査法が開発されたこともありますが、実際、ノロウイルス食中毒の発生そのものも増えてきているようです。牡蠣養殖場近辺の環境汚染で、ノロウイルスは牡蠣だけでなく、ほかの二枚貝も汚染し、食中毒の原因になっています。

ノロウイルス食中毒の症状は一般に軽く、吐き気、嘔吐、下痢が主な症状です。腹痛や発熱を伴うこともあります。高齢者や乳児で死亡する例が出ていますが、そうしたケースでは、多くは吐物がのどに詰まって呼吸ができず死亡しています。**潜伏期は短く、半日から2日ぐらいの間です。**中には、ヒトを介して感染したケースもあります。

有名な例では、ノロウイルスに感染している人が作ったパンが学校給食で配られ、それを食べた児童たちに食中毒が集団発生したケースがあります。保菌者がトイレに行った後に手を十分に洗わず、ノロウイルスに汚染された手でパンを触ったためのようです。

この事件から示唆されるように、**ノロウイルスは感染力がとても強いウイルスです。ヒトによっては10～100個程度のノロウイルスを口に入れただけでも感染すると言われています。ほかのウイルスと比べると極めて熱に強く、加熱が十分でないと生残し、食中毒を起こす原因になります。**「生煮えの牡蠣は危険だ」と言われる所以《ゆえん》です。

感染者から排出されるノロウイルスを含む糞便などは、下水から汚水処理場に運ばれます。ノロウイルスはそこでほとんど除去されますが、ごく一部が河川に排出され、養殖場の牡蠣に取り込まれ濃縮されます。この牡蠣を食べたヒトの腸内でノロウイルスが増え、糞便中に排出されるというサイクルを繰り返しています。ヒトからヒトへの感染もしばしば起こっていますので、患者に接した人は十分に手洗いをして、ウイルスを除去する必要があります。また、**牡蠣など二枚貝の処理に使った台所用品は、十分に加熱消毒（摂氏85度で1分間以上）するなどの注意が必要です。ノロウイルスを抑える抗ウイルス薬はなく、抗菌薬には全く治療効果はありません。**

ノロウイルスはアルコールや洗剤では死滅しません。強い酸性の胃酸でも死滅することがなく、胃を通過して小腸の細胞に感染して下痢を起こします。効果的な消毒薬は次亜塩素酸ナトリウムを含む漂白剤などです。

食中毒予防の三原則は「汚染させない、増やさない、殺滅する」と言われています。これは細菌性食中毒防止の原則です。食品を冷凍保存したり、酢漬けにするのは、細菌の増殖には適さない低温や酸性の状態に置くという目的があります。一方、ウイルスは生きた細胞に感染しない限り増えませんので、「増やさない」という注意はウイルスに限っては、細菌ほど重要ではありません。もっとも、生牡蠣などを室温に放置しておくと、腸炎ビブリオなどの食中毒菌が増えていきますが。

2　生命に関わる呼吸器感染症

飛沫《ひまつ》感染と空気感染

我が国の感染症別の死亡原因を調べてみると、呼吸器感染症の死亡者数が飛び抜けて多いことが分かります。特に**肺炎**は死亡原因全体の第3位にランクされており（1位はガン、2位は心疾患）、年間十数万人の死亡者を出しています。その他の呼吸器感染症では、死亡者数は肺炎より格段に少ないものの、**結核**や**インフルエンザ**といった重要な病気が含まれています。現在は我が国では患者は出ていませんが、**ペスト**や**炭疽**《たんそ》などを起こす病原体は、致死率の極めて高い呼吸器感染症を引き起こします。

ヒトは、鼻、もしくは口から酸素を含む空気を吸い込み、肺胞で酸素と体内で作られた炭酸ガスを交換しています。肺の中で、赤血球中のヘモグロビンと呼ばれる物質と結合した酸素は血流に乗って全身に送り込まれ、エネルギーを生み出す役割を果たしています。一酸化炭素中毒が起こると、ヘモグロビンは一酸化炭素と強く結合するため、酸素と結合できず、酸素を全身に供給できなくなります。それはヒトの死を意味します。こうした点を考えれば、呼吸器官、特に肺は生命の維持に極めて重要な役割を負っていること、また、肺に障害を与える感染症が、しばしば致死的であることが理解できます。

ところで、成人が1日に呼吸器に吸い込む空気の量は1万ℓ以上にのぼると言われています。驚くほど大変な量です。空気中にはいろいろな微生物が漂っているので、こうした微生物も空気と一緒に吸い込まれることになります。近くに風邪の患者がいれば、彼らが吐き出す風邪のウイルスも一緒に吸い込むことは避けられません。

風邪などの呼吸器感染症は、患者がクシャミや咳と共に吐き出す飛沫中に含まれる風邪のウイルスを吸い込むことで感染します。こうした感染形態を【飛沫感染】と呼んでいます。**結核菌もまた、飛沫感染を起こすことがあります。この菌は頑丈な細菌で、長時間に**

わたって空気中に漂ううちに飛沫の水分が蒸発し、乾燥状態になってもすぐに死ぬことはありません。水分抜きの飛沫核だけでも、結核菌は感染力を保持しており、身軽な分、長時間空中を漂っており、危険な感染源になっています。多くの結核患者たちは、この結核菌の飛沫核を吸い込むことで感染しています。こうした感染形態を【飛沫核感染】、もしくは【空気感染】と呼んでいます。飛沫核感染と飛沫感染とは名前が似ているので、以下の文章では飛沫核感染の代わりに空気感染を使います。

上気道感染と下気道感染

呼吸器は鼻腔から肺までの器官、すなわち、咽頭、喉頭、気管、気管支を含む組織から構成されています。このうち、鼻腔から喉頭までを上気道、気管から酸素—炭酸ガス交換を行う肺胞（肺実質）に達する前までを下気道と呼んでいます。一般に、上気道感染よりも下気道感染の方が、下気道感染よりも肺胞での感染の方が、ヒトの健康に危険な事態を引き起こします。

呼吸器につながっている鼻や口は外界に対して開かれており、常に病原微生物が侵入するリスクに晒《さら》されています。このため、微生物が呼吸器の内部まで侵入し難い構造になっています。気管や気管支にある繊毛は、その運動によって、侵入してきた微生物を可能な限り排除する機能も持っています。

そうは言っても、1日のうちに1万ℓという大量に吸い込まれる空気に混じって、微生物が肺の奥まで到達することは珍しくないはずです。鼻腔を棲み処《か》とする細菌もたくさんいるので、これらが転げ落ちて肺の中に入ってくることもありえます。こうして侵入してきた微生物は、通常は肺胞中の殺菌業務を担当している白血球などの作用によって処理され、死骸は痰《たん》などになって体外に排出されます。

ただし、多数の病原微生物が一度に肺に入り込んだり、侵入した微生物の抵抗力が強かったりすると処理しきれず、肺胞中で感染が成立してしまいます。体調不良の場合や、体力の落ちているお年寄りの場合も、生体防御機能が弱っているために、病原微生物に打ち負かされ、急激に発症することになります。

万病の元・風邪とインフルエンザ

我々はのどが痛くなったり、鼻汁が止まらなくなったり、咳、クシャミ、微熱が続くようになると風邪を疑います。風邪の原因になる病原体のうち約9割がウイルスです。ライノウイルス、コロナウイルス、アデノウイルスなど、原因ウイルスは200種類以上に及びます。こうしたウイルスによって起こる風邪には、当然のことながら、**細菌感染症の治療に使う抗菌薬は全く効果がありません。**細菌性の風邪もありますが、こちらの方もペニシリンが効かない肺炎マイコプラズマや肺炎クラミジアが原因であるものが多く、**闇雲な抗菌薬の服用は完全に有害無益です。**効かないばかりか、薬の副作用を引き起こすだけでなく、**耐性菌を増やすというマイナス面が大きいのです。患者は医師に効かない抗菌薬をやたらに求めない見識を持って欲しいものです。**

風邪の治療では、患者が健常人であれば、休養と栄養をとること、それに対症療法が主となります。伝統的な「風邪にはタマゴ酒を飲んで寝る」という対処方法も、酒に弱い人は別にして、悪くない方法だと思います。ただし、この療法で注意しなければならないのは、**大量の酒と一緒にアセトアミノフェンを含む解熱剤を飲むと、深刻な肝機能障害を起こす可能性があるということです。**

一方、インフルエンザはインフルエンザウイルスによって起こる病気で、咳、クシャミ、のどの痛みなどでも、風邪よりも激しい症状を伴い、高熱を発し、強度の倦怠感《けんたいかん》を伴います。筋肉の痛みや関節痛を伴うこともあります。少々、乱暴な言い方ですが、インフルエンザは風邪の大親分のようなものです。感染力も極めて強いものがあります。

風邪もそうですが、特にインフルエンザは放置しておくと、慢性疾患を持つ人や高齢者には致死的な肺炎を併発する恐れがあります。昔の人は「風邪は万病の元」と言いましたが、今も状況は変わっていません。なお、インフルエンザにはタミフルやイナビルなどの抗インフルエンザ薬が有効ですが、効かない耐性型ウイルスも出現しています。

健康に問題のない成人がインフルエンザに感染しても、通常はウイルスの方は下気道や肺胞までは到達しません。先にも述べたように、呼吸器には病原微生物を排除する機構があります。しかし、ウイルスが上気道で繁殖し、気管などの粘膜が壊れると、細菌感染のリスクが高くなります。また、細菌が気道で増え、気管や気管支を荒らすと、それがウイルスの増殖を促進するという悪循環が成立します。悪くすると、肺胞に到達した肺炎球菌などの跋扈《ばっこ》により、肺炎が起こってしまいます。

インフルエンザの予防には、流行前のワクチン接種が推奨されています。ワクチンは感染を確実に防ぐことはできませんが、感染しても重症化を防ぐのに役立つので、特に高齢者に勧められています。インフルエンザウイルスは、咳やクシャミなどの飛沫に含まれています。飛沫からの感染は1～2mの至近距離の場合に起こります。マスクはある程度、飛沫感染を防ぐのに役立ちますが、自分の感染防止ではなく、ほかの人に感染を広げないための咳エチケットとして推奨されています。

外出した後は、必ず石鹸《せっけん》による手洗いをする習慣を身につけることが肝要です。胃腸系の感染症だけでなく、インフルエンザウイルスも、手指を介して接触感染を起こすことがあります。知らず知らずのうちにウイルスに汚染した手指で鼻や口に触れ、呼吸器に通じている入り口を病原微生物で汚染させることが少なくないのです。

市中肺炎と院内肺炎

これまで呼吸器感染症に関して述べてきましたが、今度は肺炎そのものについて解説していきます。肺炎とは微生物の感染によって引き起こされる肺胞の炎症を指しています。

ほかの炎症がそうであるように、肺炎は微生物感染が引き金となって、ヒトの側が起こす「生体防御反応」の一種なのです。適度の炎症は生体防御に有効ですが、炎症にブレーキが効かなくなると、逆に自分自身の体が過剰な攻撃に晒され、深刻な病状を呈してしまいます。また、同じ肺炎と言っても、原因微生物の違いによって炎症に違いが出ます。もちろん、治療に使われる薬も違ってきます。

細菌、ウイルス、真菌、原虫などが肺炎を起こしますが、それぞれ細菌性肺炎、ウイルス性肺炎、真菌性肺炎（肺真菌症）、原虫性肺炎と呼ばれています。圧倒的に多いのが、細菌性肺炎で、次がウイルス性肺炎です。我が国では真菌性や原虫性の肺炎は少ないのです。

肺炎はどこで病原微生物に感染したかによって、市中肺炎と院内肺炎に大きく分けられています。院内肺炎が病院に入院している患者が発症するケースを指すのに対し、市中肺炎は通常の社会生活をしている人が感染・発症する肺炎を指しています。風邪やインフルエンザに罹った後などの抵抗力が弱まった時に、発症することが多いことは先にも述べた通りです。咳、高熱、悪寒などが続き、フラフラしながら病院にたどり着き、即入院というケースが深刻な市中肺炎の例です。

肺炎を起こす細菌たち

では、細菌性肺炎を起こす細菌には、どのようなものが存在するのでしょうか？　こちらの方の種類は大変に多く、数十種類が知られています。

統計データによって若干の差異がありますが、日本では、ほとんどの統計で一致して市中肺炎の原因菌第1位にランクされているのが「**肺炎球菌**」です。病原性が強いという点で、最も警戒しなければならない細菌です。次いで**インフルエンザ菌**、**肺炎マイコプラズマ**、**肺炎クラミジア**、**黄色ブドウ球菌**などが続いています（インフルエンザ菌は、インフルエンザウイルスとは別の微生物です）。近年は病原性の強い**レジオネラ**による肺炎の増加も注目されています。世界レベルで見ても、肺炎球菌が市中肺炎の第1位を占め、次いでインフルエンザ菌という順位の国が多いようです。

一方、院内肺炎の原因菌として最も多いのが**緑膿菌**《りょくのうきん》と黄色ブドウ球菌です。その他、**肺炎桿菌**、**大腸菌**など、こちらの方も原因菌はたくさんいます。肺炎球菌やインフルエンザ菌による院内肺炎も、病院によっては出ているところもありますが、全体として見ると緑膿菌などに比べて少ないようです。

代表的な肺炎を起こす細菌について、現在とられている抗菌薬療法の概略を次項で述べておきます。薬が効かない多剤耐性菌が増加している現在、多くの医師が直面している化学療法の難しさを少しでも理解いただければと思うが故に、原因菌別の治療法をできるだけ簡明に紹介します。

肺炎の治療を阻む壁

まず、市中肺炎の主要な原因菌である肺炎球菌ですが、我が国の肺炎死亡者の約半数が肺炎球菌感染で亡くなっているようです。**高齢社会が到来したこともありますが、ペニシリンなどの抗菌薬が効かない耐性菌が多くなったことが、肺炎球菌による死亡者が増加した最大の理由でしょう。**

１９８０年代までは肺炎球菌による肺炎患者にはペニシリンを投与しておけばよかったのですが、１９９０年代になるとペニシリンが効かない【ＰＲＳＰ】や、効きが悪い【ＰＩＳＰ】と呼ばれる菌が多くなってきました。おまけにＰＲＳＰの場合は特にそうですが、ペニシリンだけでなくほかの抗菌薬も同時に効かなくなっています。

現在、我が国で見つかるＰＲＳＰとＰＩＳＰの総和は肺炎球菌全体の６割を占めています。ほかの先進国で、これほど肺炎球菌に対するペニシリンの効果が弱くなっている国はフランスぐらいのものです。ＰＲＳＰとＰＩＳＰが占める割合はアメリカでは４割、ドイツやオランダではわずか１割です。これらの国では我が国ほど、ペニシリンが病院の外来診療で使われていません。ペニシリンは副作用も弱く、肺炎球菌には大変に効果がある優れた抗菌薬だけに困った事態です。

医療に関心のある方は、「マイコプラズマ肺炎」の名前を聞かれた方も多いと思います。患者数は多いのですが、幸い、重症例は少ないようです。**マイコプラズマは細胞壁を持たない細菌ですから、ペニシリンのように細胞壁の合成を阻止することで抗菌作用を発揮する抗菌薬を使っても、全く効果がありません。**マイコプラズマ肺炎の治療には、ペニシリン系ではなく、マクロライド系やテトラサイクリン系の抗菌薬が使われています。

温泉や24時間風呂でレジオネラに感染し、死亡者が出たというニュースが、新聞などで報じられています。１９７６年にアメリカのフィラデルフィア市で行われた在郷軍人（予備役や退役軍人のことで、当然のことながら高齢者が多い）の会で、多数の肺炎患者が出たことがきっかけになって、この菌が激しい肺炎を起こすことが発見されました。レジオネラという名前は在郷軍人の菌という意味だそうですが、在郷軍人に限って病気を起こす変わった菌というわけではありません。

患者には高齢者、小児、基礎疾患に罹っている人が多いのですが、若い健常人でも風邪を引いたり、体力を落としている時に感染すると危険です。レジオネラは水の中に生息するアメーバの内部などに入り込み、それを宿主として増えていく細菌ですから、水回りを清潔にしておく必要があります。また、汚れた土壌にも生息しています。家庭菜園などで、堆肥の塵埃《じんあい》を吸い込んで発症した例もあります。マスクを着用すれば感染は防止できます。**治療には抗菌薬の主流であるペニシリン系列の薬は効果が期待できません。**マクロライド系の抗菌薬が使われています。

結核の撲滅が遅れている日本

先にも触れた通り、我が国では20世紀の前半までは、結核、肺炎、下痢症が死亡原因のトップを争っていました。しかし、抗菌薬の発見と治療への導入によって、これらの疾患による死亡者数は激減しました。ところが、今日では肺炎は完全復活を果たし、年間十数万人もの死亡者を出しています。

一方、結核の方は減少傾向を示したままで、現在、新たに発症する年間患者数は2万人を下回るようになってきており、死亡者数はその10分の1程度までに減少しています。なお、世界レベルで結核の発生を見ますと、年間に約1000万人の患者と200万人近い死亡者が出ており、アフリカやアジアを中心に、大変に深刻な事態が起こっています。特にエイズと結核の混合感染者に死亡者が多く出ています。

空気感染を起こす結核菌は、通常は鼻腔経由で肺細胞に感染・壊死《えし》させ、進行すると肺に空洞を生じ、呼吸不全で死に至ります。結核の大半は肺結核ですが、結核菌は腸や脊椎など、肺以外の場所にも病巣を作ります。結核性脊椎炎（脊椎カリエス）にも侵された正岡子規の晩年（と言っても30代半ばですが）の手記『病牀六尺《びょうしょう》』を読むと、病気の悲惨さに思わず戦慄してしまいます。高熱、喀血《かっけつ》、全身の痛みに悩まされ、数年の闘病生活の果てに、「糸瓜《へちま》咲て痰のつまりし仏かな」などの辞世の句を残してこの世を去っています。

なお、結核の治療には抗菌薬（結核の薬に関しては、特に抗結核薬と呼ぶことが多い）の投与と、十分な栄養と休養を取ることが欠くことのできない条件です。豊富な食糧に恵まれていることもあり、我が国では数十年前に比べると、結核の死亡者や患者は格段に少なくなっていますが、以下のような深刻な問題が残っています。

1　世界的な傾向でもあるのですが、抗結核薬の効かない多剤耐性結核菌や超多剤耐性結核菌が増えており、中には全ての抗結核薬が効かない全抗結核薬耐性結核菌まで見つかっています。このため化学療法が難航することが多いのです。

2　抗結核薬の効果が低下する一方、新しい抗結核薬の開発が難しい情勢にあります。最近、数十年ぶりに2種類の新規抗結核薬が開発されたものの、多剤耐性結核菌の蔓延《まんえん》などによって、世界で少しずつ減少傾向を示していた結核の死亡率が2015年には大幅に上昇に転じています。このため今後、世界の結核の死亡者数は増加を続けるだろうと予想する専門家が多いのです。

3　我が国では結核の新規患者や死亡者が少なくなっていますが、近年はその減少率が低くなっています。また、都市の公園や地下街をねぐらにする結核感染者が少なくなく、貧富格差の拡大と共に、ホームレスや深夜営業を行う喫茶店などで寝泊まりする人の感染が増加し、彼らを感染源とする結核の拡大が憂慮されています。**結核は社会的弱者を好んで襲う病気で、結核の制圧には社会的弱者の救済が不可欠なのです。**先に紹介した全抗結核薬耐性結核菌に感染した何人かの患者は、貧しいスラム地区の住人でした。

4
統計を比べてみると、我が国の人口あたりの結核患者数は減少傾向を示しているものの、欧米先進国よりも数倍は高いという悲しいデータが出ています。とても日本は結核が制御された国とは言えません。結核に関する限り、世界レベルで見ると、日本は残念ながら自慢できる国ではないのです。

3　性感染症を起こす微生物

急増する性感染症

性の解放が広がった今日、セックスの形態も多様化しています。そうした動向を反映して、男女間のセックスを介して発症する「性病」という言葉よりも広い意味を持たせた「性感染症」という言葉を近年は使うようになっています。性感染症を起こす微生物はたくさんいますので、ここで一つ一つ取り上げているとキリがありません。オーラルセックスなどは無視して、下半身、特に性器・泌尿器に感染して病気を起こす病原微生物に限定して解説することにします。

調査によると、我が国では性感染症の患者が予想外に多いことが分かってきました。特に性器クラミジア症と淋病《りんびょう》の患者が多く、合わせて100万人を超える患者がいるようです。大都会の10代から20代の若者に患者が多いという統計結果が出ています。「近頃の若者は進んでいる」と言われていますが、性感染症の統計から見ても、それは正しそうです。

この節ではかつて性病の代表と言われた梅毒、そして主に若者の間で流行を繰り返している淋病や性器クラミジア症について解説します。

梅毒がまた増加し始めている

1492年にアメリカ大陸を発見したコロンブスたちが、現地の女性たちとセックスし、「おみやげ」として持ち帰ったのが、ヨーロッパにおける**梅毒**の流行の始まりと言われています。それまではヨーロッパには梅毒は存在せず、新大陸の現地人しか病原体を保菌していなかったという考えです。この梅毒新大陸起源説に対しては異論があるものの、15世紀の終わり頃から、梅毒がヨーロッパで猛威をふるい始めたことは間違いのないところです。なお、梅毒を起こす病原体は細長いラセン状をした「梅毒トレポネーマ」と呼ばれる細菌です。

その後の梅毒の広がりは急なものがあり、早くも1500年頃にはヨーロッパのほぼ全域に拡散しています。当時たくさんいた売春婦たちが、梅毒を広めるのに大変な功績（？）がありました。また、船乗りたちによって、梅毒トレポネーマは１５０５年頃には遠く中国まで運ばれ、１５１０年代の初めには、全く迷惑なことですが、我が国にも梅毒がもたらされることになります。

ヨーロッパの王侯貴族や金持ちたちはたくさんの愛人を抱えていましたので、必然的に梅毒に感染する確率が高く、良い治療法もないので、苦しめられることになります。梅毒に罹った人たちの中には「水銀療法」なる凄まじい治療を受けた人もいます。水銀の作用で梅毒トレポネーマが先に死ぬか、ヒトの方が先に死ぬかの命を懸けた競争でした。運良く、梅毒トレポネーマが先に死んでくれた時も、水銀中毒による神経系異常の後遺症が残ることが多かったようです。

16世紀から19世紀にかけて、ことのほか乱暴な王様が多かった理由のひとつとして、水銀中毒による脳の機能障害に原因があったという説があります。エリザベス処女王の父であるヘンリー8世は、2人の王妃や多数の重臣たちに難癖をつけて処刑しましたが、彼も梅毒患者であったようです。『ユートピア』の著者トマス・モアもヘンリー8世によって生命を絶たれた犠牲者の1人です。

また、王侯貴族の子供には流産や死産が多く、成人に達する前に死亡するケースが多かったのも、梅毒の影響と言われています。妊婦が梅毒に感染していると、梅毒トレポネーマが胎盤を通じて胎児に感染します。これを「先天性梅毒」と呼びます。妊婦の梅毒感染は流産や死産の原因にもなります。

梅毒の症状はⅠ、Ⅱ、Ⅲ期に分けられています。

Ⅰ期では性器の粘膜などから侵入してきた梅毒トレポネーマが、**約3週間の潜伏期の後で感染局所に硬めの潰瘍を作り、リンパ腺が腫れてきます。**Ⅱ期は感染後3ヶ月から3年ぐらいの間ですが、**梅毒トレポネーマは血流に乗って全身にばらまかれ、皮膚にはバラ疹などの発疹が出ます。全身の臓器、関節、眼《め》などが梅毒トレポネーマに侵されます。**梅毒トレポネーマの活動が最も盛んな期間です。この時期の患者はパートナーを次々と感染させ、梅毒の仲間を増やしてしまいます。Ⅲ期は感染後3年以降で、**皮膚は潰瘍で崩れ、臓器にはゴム腫が作られます。やがて血管系や神経系も侵され、死に至ります。脳が侵される脳梅毒が現れる**のもⅢ期です。

梅毒の治療法がなかった時代のヨーロッパでは、シューベルト、モーパッサン、ニーチェ、ロートレックなどといった有名人の死因も梅毒が疑われています。我が国の梅毒の蔓延はヨーロッパほどではなかったのですが、花街を中心にしっかりと根を下ろしていました。

梅毒は20世紀の初頭まで世界の災いの種でしたが、エールリッヒと秦《はた》佐八郎が最初の抗菌薬サルバルサンを開発して、部分的に制御することに成功します。サルバルサンは副作用も強かったのですが、最初の合成抗菌薬として医学の歴史の上にその名を留めています（29頁）。その後に開発されたペニシリンが非常に有効で、梅毒の流行にストップがかかり、ほぼ完全に抑え込まれていました。

これまで我が国で発症している梅毒患者数は年間数百人に過ぎなかったようですし、Ⅲ期の患者は皆無に近かったのですが、**近年、梅毒患者数は増加を続け、2013年には1000人を超す患者が出ています。困ったことに患者の増加にはストップがかからず、逆に年ごとに倍増に近い勢いで増加しています。**

2017年には11月時点で、梅毒患者数は5000人を突破しました。有力な対策が取られなければ、２０１８年には患者数は１万人を超すこともありうるでしょう。アメリカでもこのところ梅毒患者が増加するなど、世界的な傾向となっています。憂慮すべき事態が起こりつつあるのです。なお、梅毒トレポネーマ自身は高温や乾燥には弱い細菌です。

若者に多い淋病と性器クラミジア症

かつては梅毒と並び称せられた**淋病**ですが、梅毒の紆余曲折《うよきょくせつ》に比べ、こちらはコンスタントに多くの患者を出し続けています。特に性器クラミジア症と共に都会の若者が多く発症しており、かつ低年齢層に少なくない患者が出ています。近頃の若者は悪い遊びを覚えるのも早いようで、10代半ばで立派に淋病に罹っている若者が数万人はいると言われています。淋病の患者は女性よりも男性に多く、日本全体の患者数は数十万人と推定している報告もあります。

男性では感染した後、尿道炎が多く現れ、睾丸《こうがん》の炎症なども見られます。女性では泌尿器や子宮の炎症が起こりますが、一般に女性よりも男性の方が症状は重いと言われています。男性では尿道から膿汁のような分泌物が出ますが、女性の場合は膣《ちつ》からの分泌物は少

ないようです。

淋病を起こす淋菌は2個の菌がつながり、ソラ豆が向かい合ったような形をしています。ペニシリン、サルファ剤、マクロライド系の抗菌薬が治療効果がありますが、淋菌の世界でも耐性菌が多くなっているので要注意です。

一方、我が国の**性器クラミジア**症の患者は淋病患者の2倍はいるそうです。また、淋菌と性器クラミジアにダブルで感染している「剛の者」も少なくないようです。性器クラミジア症患者の約2割がそのような方です。こちらの方も都会の若者たちに患者が増えています。**男性に比べると、女性の罹患率が高いのが特徴です。女性の場合、無症状の人が多く、用心しないためにかえって感染拡大の原因になっています。**

淋病の場合もそうですが、**女性の性器クラミジア症患者が出産すると、新生児に悪影響が出ます。淋病の場合は新生児の眼に感染して失明させる恐れがありますので、抗菌薬を使った予防が必要です。**一方、**性器クラミジア症の場合は新生児に結膜炎を起こすだけでなく、中耳炎や肺炎を起こす可能性があります。**担当医は十分な対策を取る必要があります。

性器クラミジア症の潜伏期は比較的長く、セックスの1週間から5週間後に発症します。尿道炎が起こり、分泌物が排出されます。男性では睾丸の炎症を、女性では子宮内膜炎などが起こることがありますが、淋病と同様に、こちらも男性の症状の方が激しいようです。

治療に使う抗菌薬では、**ペニシリン系は、性器クラミジア症には全く効果がありません。**性器クラミジア症に罹り、薬局でペニシリン軟膏《なんこう》を買って密《ひそ》かに治療しようとし、症状を悪化させたという悲劇が後を絶ちません。この病気に罹ると病院には行きづらいようです。テトラサイクリン系などの抗菌薬は効果がありますが、多くの国で耐性菌が増えているという報告があります。

性器クラミジア症にしろ、淋病にしろ、悪化すると性器や泌尿器、及びその周辺が膿《うみ》を持ったり、異常に腫れ上がり、文字通り目を覆うような惨状を呈します。しかし、病院に行って適切な治療を受ければ、よほどのことがない限り、死に至る病気ではありません。だからといって安心して良いわけではありませんが。

4　神経系感染症を起こす微生物

回復しても深刻な後遺症が残る神経系感染症

神経系は脳と脊髄からなる中枢神経系と末梢《まっしょう》神経系に大別されます。ここでは中枢神経系を標的にする感染症に限定して紹介します。中枢神経系は我々の体の中で最も重要な器官であることは言うまでもありません。

かつては、神経細胞は再生しないと信じられていましたが、最近の知見では、神経細胞にも再生力がある例が見いだされています。ただし、再生は限定されているようです。こうしたわけで、神経系感染症に罹ることは神経細胞の不可逆的な障害をもたらしかねず、危険です。事実、神経系感染症には深刻な後遺症を伴うものが多いのです。

脳や脊髄などの中枢神経系は骨で厳重に保護されています。また、心臓から脳に流れていく血液はその手前で血液脳関門という関所を通ることになりますが、この関所は血液中の不要な物質が脳へ流入するのを制限しています。微生物のような大きなもの（血液中に含まれる蛋白質《たんぱくしつ》や化学物質に比べて大きいという意味です）は原則として、この関所から先へは行けません。ただし、原則はあくまでも原則で、稀《まれ》に原則が破られることがあります。また、別ルートで（例えば頭部に受けた傷など）脳が直接、感染を受けることがあり、これらも神経系感染症の発症原因になります。

神経系感染症、とりわけ中枢神経系感染症は治療が難しいものが多いのです。神経細胞の再生力が限定されていることも理由のひとつですが、先の血液脳関門が抗菌薬などの脳への到達を阻止することが多いからです。微生物感染を受けた中枢神経系は、ほとんどのケースで炎症を起こします。通常、炎症を起こした場所によって、**脳炎**、**脊髄炎**、**髄膜炎**に分けられます。髄膜は脳の表面を覆う膜のことです。これらの炎症は高熱、意識障害、けいれんなどの深刻な症状を呈します。特に乳幼児の髄膜炎は致死率が高く、予後の悪い危険な病気です。

髄膜炎を起こす微生物

髄膜炎を起こす微生物として、いろいろな種類の細菌やウイルスが知られています。例外はもちろんあるのですが、ウイルスの感染が髄膜だけに限られた場合は一般に予後も良く、細菌による髄膜炎に比べると深刻ではありません。**おたふく風邪ウイルスやコクサッキーウイルスが、髄膜炎を起こすウイルスの代表です。**ウイルス性髄膜炎では、細菌の混合感染がなければ髄液は透明で、こうした髄膜炎を「無菌性髄膜炎」と呼んでいます。

一方、細菌性髄膜炎では髄液は膿性になり、脳に波及すると重症になります。**代表的な細菌性髄膜炎を起こす菌としては「髄膜炎菌」「肺炎球菌」「インフルエンザ菌」「黄色ブドウ球菌」**があります。**新生児や乳児の髄膜炎を起こす菌は、大腸菌などと共に、肺炎球菌の親戚筋にあたる「B群連鎖球菌」もあります。**髄膜炎菌による髄膜炎は症状が重いだけでなく、ヒトからヒトに飛沫感染して流行性髄膜炎を起こすため、予防対策が大切です。

数十年前までは、我が国では髄膜炎菌による乳幼児の髄膜炎が多かったのですが、現在の年間発生数は数十人になっています。ペニシリン系抗菌薬が特に有効で、セフェム系も治療に使われています。ただし、早期に治療を開始しなければ大変なことになりかねません。日本では患者の発生は少ないものの、世界レベルで見ると髄膜炎菌は健在です。特にアフリカ西海岸、中央部、エチオピアに至るサバンナ地帯では髄膜炎菌による髄膜炎が流行しており、多くの死亡者が出ています。航空機などの輸送手段が発達した今日、アフリカのサバンナ地帯の髄膜炎菌がいつ、我が国に持ち込まれるか分かりません。決して油断はできないのです。

髄膜炎菌にはワクチンが開発されており、防御効果も高いようです。アフリカの髄膜炎多発地帯に旅行する人たちは、旅行前に接種した方が良いでしょう。アフリカの場合はサバンナが乾燥する12月から6月が髄膜炎菌による感染症の流行期になっています。

世界的に広がる脳炎ウイルス

日本脳炎ウイルスとウエストナイルウイルスは、同じフラビウイルス属に分類され、世界的に広がりつつある代表的な脳炎ウイルスです。なお、この属には黄熱ウイルス、デングウイルス、ジカウイルスも含まれています。いずれも蚊が媒介するＲＮＡウイルスです。

1 日本脳炎ウイルス

日本脳炎は名前の通り、日本で最初に見つかったウイルス性脳炎です。１９２４年に岡山県で発生し、全国で７０００人近い患者が出て、60％近くが死亡しました。１９３３年には、岡山医科大学の林道倫《みちとも》教授（当時）が、死亡した患者の脳乳剤をタイワンザルの脳に接種してウイルスが原因の脳炎ということを証明しています。

日本脳炎ウイルスはコガタアカイエカが媒介します。ヒトはウイルス保有蚊に刺されて感染します。多くの場合、軽い症状で済みますが、発症すると20％から40％の人が死亡します。日本脳炎ウイルスはブタの間で広がり、ブタがウイルスの増幅動物となってヒトへの感染が起きています。

日本では、日本脳炎の患者は終戦直後には年間数千人も出ていましたが、昭和40年代後半から減少し始め、現在は年間10人以下であることがほとんどです。厚生労働省は、国立感染症研究所や各都道府県などと連携してブタでの日本脳炎抗体の出現状況を毎年調査して、その年の流行を予測しています。それによると、まず春先に沖縄のブタで抗体の出現が見られ、だんだん北上して北海道まで広がっています。ウイルスの遺伝子型から、東南アジアや東アジアで流行しているウイルスがしばしば持ち込まれていることが推測されています。

ワクチン接種率が低下すれば、再び発生が増加する恐れがあります。海外では西はインドまで、南はパプアニューギニアからオーストラリアの一部にまで広がっており、東アジアから南アジアにかけては、毎年約4万5000人の患者が発生し、1万人が死亡しています。

2 ウエストナイルウイルス

ウエストナイルウイルスは、1937年にウガンダの西ナイル地方で発熱した成人から見つかったため、この名前が付けられました。1950年代、エジプトのナイルデルタ地域では、成人に達するまでに60％の人が感染していました。ウエストナイルウイルスは野鳥と蚊の間を循環しています。野鳥は発病して死亡しますが、長期間、持続感染する場合もあります。野鳥のほかにヒト、ウマ、ウシ、イヌなど多くの哺乳類にも感染して脳炎を起こします。

1999年、ニューヨークに突然ウエストナイルウイルス感染が出現しました。市内のカラスが大量に死亡し、動物園のフラミンゴや、ハゲワシなど野生鳥類も死亡、脳に出血性病変が見つかりました。同じ頃、市民の間で脳炎患者の集団発生が起きており、いずれも原因はウエストナイルウイルスでした。それまでアフリカ、中近東、西アジアなどの東半球に限られていたウイルスが西半球に出現した理由としては、渡り鳥や密輸された野鳥、流行地で蚊にさされたヒト、飛行機に紛れ込んだ蚊などが持ち込んだ可能性が挙げられています。大都市には蚊が越冬できる場所がいたるところにあります。ウエストナイルウイルスは徐々にアメリカ全土に広がり、完全に定着し、2015年には2060人の患者が報告され、そのうち、1360人（66%）が髄膜炎や脳炎といった神経症状を示していました。

ウエストナイルウイルスを媒介するのは主にイエカで、日本に生息するコガタアカイエカと同じグループであり、日本に多数生息するヤブカも、このウイルスを媒介します。ウエストナイルウイルスは、ほぼ全世界に分布しており、東アジアではインドやパキスタンで患者が発生し、ウイルスはマレーシア、カンボジア、ミャンマー、タイ、フィリピン、中国などでも見つかっています。アメリカがウエストナイルウイルスに汚染された事態は、我々日本人にとっても対岸の火事では済まされません。グローバル化した今日の世界では、日本もまた、ウエストナイルウイルスの攻撃にいつ晒されるか分かりません。

5　胎児への感染で先天性奇形を起こすウイルス

母親から胎児が感染する先天性風疹症候群

妊娠中の女性が感染し、胎児の奇形や流産を起こすウイルスはいくつかあります。その中でも社会的に大きな問題を起こしているのは、**風疹ウイルス**と**ジカウイルス**です。

風疹は三日はしかとも呼ばれて、一般には軽い病気と見なされていました。1939年、第二次世界大戦に参戦したオーストラリアで若者が多数徴兵され、そこで風疹の流行が起きました。軍隊生活は風疹が広がるのに好適な環境だったのです。1941年、シドニーの眼科医のN・グレッグは、先天性白内障の乳児の受診が異常に増えたのに疑問を持ち、その原因を調べた結果、母親の多くが妊娠初期に風疹に罹っていたことを見いだし、風疹が胎児の眼の発育を阻害していると結論したのです。

1962年から65年にかけては、風疹の世界的大流行が起こりました。アメリカでは1964年から65年の間に、1200万人以上が感染し、成人では70%くらいの人で関節炎、稀に脳炎が起きました。一方、新生児では2100人が死亡、1万1600人が難聴、3580人が失明、1800人が知的障害となり、先天性風疹症候群（先天性心疾患、難聴、白内障が三大特徴）と呼ばれて注目されました。

米軍統治下の沖縄では、1965年から風疹の大きな流行が起きました。ベトナム戦線の基地となっていた沖縄にアメリカ兵が持ち込んだのです。1969年には、その年の出生数の2%にあたる408人の先天性風疹症候群の子供が見つかりました。

1960年代後半に風疹ワクチンが開発され、風疹の予防が可能になりました。しかし、日本では、麻疹、おたふく風邪、風疹の三種混合ワクチンによる髄膜炎の発生がきっかけで1993年には定期接種が中止され、2006年に髄膜炎の原因となったおたふく風邪ワクチンを除く、麻疹・風疹混合ワクチンが接種されるようになりました。この際の混乱から風疹ワクチンの接種率は低下し、その影響は現在も続いています。2013年には約1万4000人の患者が発生し、先天性風疹症候群が32例見いだされました。2017年1月、日本産婦人科医会は、2月4日を風疹の日とし、2020年の東京五輪・パラリンピックまでに、国内に常在する風疹ウイルスの根絶を目指しています。

新生児の小頭症や脳の奇形を引き起こすジカウイルス

1947年、アメリカのロックフェラー研究所の黄熱ウイルス調査グループがアフリカのウガンダで、現地の人たちが「ジカ」（ウガンダの主要言語・ルガンダ語で「成長し過ぎた」の意）と呼んでいる森に、おとり動物としてサルの檻《おり》をいくつも置いていました。そのうち、一頭が発熱したので、黄熱ウイルスに感染したと考え、その【血清】をマウスの脳内に接種したところ、黄熱ウイルスではなく、新しいウイルスが発見され「ジカウイルス」と命名されました。これはネッタイシマカ、ヒトスジシマカなどのヤブカ属の蚊が媒介するウイルスでした。最初はヒトに病気を起こすかどうか不明でしたが、1950年代になってからヒトでの発病例が見つかるようになりました。

ジカウイルス感染は発疹、関節痛、筋肉痛、頭痛、非化膿性結膜炎などを伴う軽い熱病で「ジカ熱」と呼ばれています。しかも、四肢の筋力の低下などを伴う急性の神経炎であるギラン・バレー症候群を発症する可能性も指摘されていました。

ジカウイルスが注目されるようになったのは、2007年、太平洋西部のミクロネシア連邦のヤップ島で起きた集団発生です。ここでは、全人口6700人のうちの5000人が感染したと推定されました。2013年から14年にかけては、フランス領ポリネシアでは全人口の1割近い人が感染しました。

2015年春には、ブラジルで発生し、その後の1年間で50万人から150万人が感染したと推定されています。同年暮れには、ブラジルで新生児の小頭症の発生が例年の10倍以上に増加していることが注目されました。それ以後の研究で、妊娠した女性の胎盤内で胎児がジカウイルスに感染して、小頭症や脳の奇形が起きたと考えられています。

ブラジルでの発生は、2014年に開かれたサッカーのワールドカップの際に持ち込まれたウイルスが原因という説が広まりました。しかし、ウイルス遺伝子を解析した結果、

２０１３年5月から12月の間に、ある特定の人物が持ち込んだウイルスが広がったと推測されていて、ワールドカップとは関係ないとされています。

ジカウイルス感染は中南米、カリブ海地域に急速に広がり、アメリカのフロリダやテキサスなどでも感染者が出ています。２００７年以来、２０１７年3月までに、84の国または地域でジカウイルス感染が確認されています。

ＷＨＯは世界規模での予防と感染制圧の戦略を始めています。日本では、国立感染症研究所に、大谷明博士（元所長）が留学先のロックフェラー研究所から１９５８年に帰国する際に持ち帰ったジカウイルスの凍結乾燥アンプルが保管されていたので、そのウイルスを用いて、診断体制が作られています。

6　現代社会に脅威をもたらすエマージング感染症

O157とトリインフルエンザウイルス

これまでも種々の病原微生物の特徴を紹介してきましたが、動物から由来している病原微生物が多いことに驚かされます。古典的なペスト菌から、新入りのO157やH5N1型**トリインフルエンザウイルス**まで、実にさまざまな病原体が動物からヒトに持ち込まれています。感染症の歴史の中で、ヒトを苦しめてきた感染症の大半は、元はと言えば動物からもたらされたものです。これらは一般に「人獣共通感染症」と呼ばれています。

しかし、実際は動物では病気が起こらず、本来の宿主ではないヒトに感染して病気を起こしているものがほとんどです。したがって厚生労働省が用いている「動物由来感染症」という呼称の方が適切です。20世紀の後半には、新しい感染症が次々と出現し、「エマージング感染症」と呼ばれるようになりました。エマージングは英語で「出現する」という意味です。レダーバーグが中心になって、アメリカ医学研究所（現・医学アカデミー）は、エマージング感染症に対する国際的監視に関する報告書を一九九二年に発表しました。[*1] そこでは、エマージング感染症は、「新しく集団の中に出現した〔新興〕感染症、またはそれまでも存在していたが、急速に発生頻度または発生場所を増加させている〔再興〕感染症である」とされ、情報ネットワークの設立などが勧告されました。

エマージング感染症のほとんどは動物由来です。家畜に由来するエマージング感染症は畜産の進展によりもたらされています。野生動物由来のものは、野生動物と人間の距離が狭まっていることが主な原因です。それらがグローバル化した現代社会で急速に広がっているのです。

O157はウシやヒツジなどの体内にいます。しかし、家畜では病気を起こしません。大規模畜産の環境のもとで、O157はウシの間で広がり、それがヒトに感染して重い病気を起こしています。H5N1型トリインフルエンザウイルスは、ニワトリを1～2日くらいで死亡させるという強い毒性を示すウイルスですが、東南アジアで時折、ヒトにも致死的感染を起こしています。今のところヒトからヒトへの感染は起きていませんが、もし、普通のインフルエンザのように、ヒトの間で呼吸器感染によって広がるウイルスに変異すると、大変な事態になると心配されています。

H5N1型トリインフルエンザウイルスは数千万年にわたって野生のカモなどの水禽《すいきん》に常在してきたもので、カモには病気を起こしません。渡り鳥であるカモがシベリアなどから中国南部へ移動し、大規模な養鶏場のニワトリに感染して広がっていく間に、ニワトリに対して強い毒性を示すウイルスになったものです。カモと違い、ニワトリはこのウイルスにとって本来の宿主ではなかったために、致死的ウイルスに変異したのです。

サーズ、マーズ、エボラ出血熱

21世紀に最初に発生したエマージング感染症は「**重症急性呼吸器症候群**（SARS、サーズ）」です。これは2002年11月、中国広東省《カントン》に出現したと推定されています。2003年3月、WHOは中国、香港、ハノイで発生した原因不明の重症肺炎を「サーズ」と命名し、翌月には発生地域への旅行中止を勧告しました。これはWHOの五十数年の歴史で初めてのことでした。そして、9ケ国・13の研究施設による国際共同研究ネットワークを立ち上げました。

本来、競争相手である研究者が協力するという異例の対応で、4月のうちに新種の「コロナウイルス」が原因であることを突き止めたのです。診断体制が確立され、2003年7月、WHOはサーズの流行が終息したことを宣言しました。しかし、それまでに、**29の国・地域で8000人を超す患者、700人を超す死亡**者が出ていました。

ほとんどのエマージング感染症ウイルスは濃厚接触でなければヒトからヒトに広がりませんでした。しかし、**サーズウイルスは咳やクシャミで排出され、飛沫感染で広がったのです。**

サーズウイルスの自然宿主はコウモリと考えられています。広東省での発生は食用野生動物市場で、コウモリからハクビシンなどに感染し、それがヒトに感染したと推定されています。食用野生動物市場は、この発生を契機に閉鎖されました。

2012年にはサウジアラビアで「**中東呼吸器症候群**（MERS、マーズ）」のウイルス感染が発生しました。現在、中東諸国で広がっています。**2015年には、韓国で突然、マーズが発生しました。中東から帰国した1人の男性が持ち込んだもので、短期間に急速**

（表2）代表的なエマージング感染症

1967年	マールブルグ病【西ドイツ（当時）、ユーゴスラビア（当時）】
1969年	ラッサ熱【アフリカ】　一部で風土病化
1976年	エボラ出血熱【アフリカ】　2014年にも大流行
1976年	レジオネラ肺炎【アメリカ】
1981年	エイズ【世界各国】
1982年	O157【アメリカ】　1996年日本でも大流行
1992年	ビブリオコレラO139【インドほか】
1997年	新型（H5N1型）トリインフルエンザ【香港】
1998年	ニパウイルス感染症【マレーシアほか】
2002年	サーズ【世界各国】
2011年	SFTS【中国】　日本でも2012年以来、発生
2012年	マーズ【中東】　2015年韓国でも大流行
2015年	ジカ熱　南米を中心に大流行

に広がり、186人の患者、38人の死者を出しました。

中東諸国のヒトコブラクダの多くにマーズウイルスの抗体が見つかり、ラクダがヒトへの感染源と考えられています。ラクダは自然宿主ではなく、おそらくコウモリから感染していると推測されています。

2014年には、西アフリカで「エボラ出血熱」の大流行が起こり、約2万人が発病、約8000人が死亡しました。エボラウイルスの自然界における宿主もコウモリと考えられています。

エボラ出血熱は1976年ザイール

（現・コンゴ民主共和国）で初めて発生が確認され、それ以来20回以上アフリカ各地で発生していましたが、このような大流行になったのは初めてです。アメリカ、イギリス、スペインなどでも患者が発生し、全世界に大きな衝撃を与えました。２０１４年の流行のきっかけとなった患者は、２０１３年12月に発病した１人の幼児で、コウモリから感染したと推定されています。濃厚接触で広がるエボラ出血熱ですが、都市化が進む現代社会では、大流行となるのです。

以上は、社会に衝撃を与えてきたエマージング感染症のほんの一部です。１９６０年以降に発生した代表的なエマージング感染症のリストを表2にまとめておきます。

２００３年には再びレダーバーグらによってアメリカ医学研究所のエマージング感染症に関する報告書がまとめられ、経済発展と土地開発、人口増加、ヒトと物の国際的移動、公衆衛生の破綻、貧困と格差、戦争と飢餓など、現代社会におけるさまざまな要因がエマージング感染症を招いていると指摘されています。[*2]

＊1 Institute of Medicine Committee on Emerging Microbial Threats to Health (Lederberg, J., Shope, R.E., Oaks, S.C. Jr., editors): *Emerging Infections: Microbial Threats to Health in the United States*. National Academies Press, 1992.

＊2 Institute of Medicine Committee on Emerging Microbial Threats to Health in the 21st Century (Smolinski, M.S, Hamburg, M.A., Lederberg, J., editors): *Microbial Threats to Health: Emergence, Detection, and Response*. National Academies Press, 2003.

第4章　ガンや循環器病の原因になる微生物

1 「肉を切らせて骨を断つ」炎症という名の戦略

微生物はガンや生活習慣病も引き起こす

我々の生活環境に生息する微生物の中には、感染症以外の病気に関係する悪い微生物も存在しています。ガンの発症原因にはタバコ、放射線、食品中の化学物質など、種々のものが知られていますが、**微生物感染がガンの発症原因の約20%を占めていることが明らかにされています**。[*1] 今後、研究が進めば、その割合はさらに増えるだろうと予想する研究者も少なくありません。ガン、循環器病、リウマチなど、感染症とは関係がないように思える病気でも、微生物感染が関わりを持っていることが分かってきました。微生物が密《ひそ》かにこれらの病気の発症の引き金を引くのです。

ガンや生活習慣病の引き金を引く微生物の多くは、コレラ菌やポリオウイルスといった悪名高い微生物ではなく、一般の人たちに名前も知られていない、臨床医ですら知らない微生物も少なくないはずです。この章では、微生物の感染が原因となり、ガンや生活習慣病などの発症に至る機構を、できるだけ分かりやすい言葉で説明したいと思います。こうした病気の発症の大きな原因となっているものが、微生物の感染によって生体が引き起こす炎症です。ここではまず、炎症について解説します。

炎症という名の生体防御反応

微生物に感染すると、ヒトは防御反応を起こします。まず、生体防衛機能を担当している特殊な白血球が、侵入してきた微生物を食菌することで感染を防御しようとします。そこで起こる典型的な生体防御反応が「炎症」です。炎症は感染によって起こる【発赤】【浮腫】【硬結】の3つの反応をまとめて指します。

微生物に感染すれば、必ずと言って良いほど炎症が起こります。炎症が起こることは困った事態だと思われるかもしれませんが、炎症自体は食菌白血球を呼び寄せたり、病原微生物を抑圧する生体防御反応なので、健康な人が体の一部に小規模な炎症を起こしても、敵視しない方が良いでしょう。

問題なのは炎症に制御が効かなくなった時です。体力が落ちている生活習慣病を抱えている人や高齢者たちには、ブレーキが効かない炎症が起こりがちです。また、通常は制御されている自己に対する免疫反応が生じて、慢性関節リウマチやギラン・バレー症候群など難治性の自己免疫病に罹《かか》ることがあります（後述）。これは炎症自体が罪であるというよりは、免疫機構の異常に問題の原因があるのです。

白血球は病原微生物をどのようにやっつけるのか

炎症反応で病原微生物の周りに集まってきた食菌白血球は、以下に述べるような過程で侵入してきた病原微生物を食菌し、消化しようとします。食菌白血球は自分の細胞の外に突き出しているレセプター（受容体）で、病原体をキャッチします。するとレセプター近傍の細胞膜が伸び、キャッチした病原微生物を包み込み、細胞内部に引き込みます。細胞内に取り込まれた病原微生物は、最終的には食菌白血球が作る「活性酸素」の作用で蛋白《たんぱく》質《しつ》や遺伝子が酸化され、食菌白血球の内部で殺菌されます。

ここで注意しなければならないことは、活性酸素は病原微生物の蛋白質や遺伝子を酸化して殺しにかかりますが、同時にヒトの細胞や組織にも、何らかの損傷を与えてしまうことです。活性酸素の作用は良いことずくめではありません。**活性酸素で損傷を受けたヒトの組織は、損傷を受けているが故に発ガン物質に晒《さら》されやすくなります。損傷を受ける組織が血管であれば、循環器病を起こしやすくなります。このような理由で、病原微生物の感染は回り回って、ガンや循環器病などの引き金を引くのです。**

それでは、食菌白血球が作る活性酸素は悪者だと断定されそうですが、そうではありません。もしも食菌白血球が活性酸素を作らなければ、ヒトは病原微生物の感染によって死亡してしまいます。作られる活性酸素は我々の体に部分的な損傷を与えますが、その代償以上のものとして、病原体をやっつけてくれているのです。言わば、「肉を切らせて骨を断つ」というわけです。

また、我々の体には、活性酸素で損傷を受けた組織や遺伝子を修復する機構も備わっています。ただし、高齢者や健康でない人では、修復は往々にして不完全な形で終わってしまいます。それがガンなどが高い確率で発症する理由のひとつになっています。以下の節で、いろいろな生活習慣病や自己免疫病などで、微生物感染が大きな関わりを持っていることを紹介します。

2　ガンの原因になる微生物

ピロリ菌を飲んでノーベル賞を受けた医師

2005年のノーベル医学生理学賞は、R・ウォーレンとB・マーシャルという2人のオーストラリア人医師に与えられました。ピロリ菌の感染によって胃炎や胃潰瘍が起こるのを明らかにしたことが最大の功績です。さらに彼らの研究が出発点になって、胃ガンの発生とピロリ菌感染との間に密接な相関関係があることも分かってきました。

胃は強い酸（胃酸の本体は塩酸です）を分泌するため、内部は強酸性に保たれています。彼らの研究以前には、強酸性の胃の中には細菌は棲《す》めないと思われていたのですが、彼らは胃の中に短いラセン型の細菌が実際に存在すること、胃炎患者にこの菌がたくさん見いだされることを明らかにしたのです。そして菌を分離して、大量に培養することにも成功しました。1983年のことで、これがピロリ菌発見の経緯です。

ウォーレンとマーシャルは師弟関係にありましたが、弟子のマーシャル（図6）は、ピロリ菌が実際に胃炎や胃潰瘍を起こす原因菌だと睨《にら》んで、自分を実験台にします。彼自身が大量に増やしたピロリ菌を飲んでみたのです。ある意味、命を懸けた実験とも言えます。胃からピロリ菌が発見された翌年のことでした。

ピロリ菌を飲んでそれほど時間が経《た》たないうちに、マーシャルは胃に強烈な痛みを感じて、お腹《なか》を抱えることになります。彼は自分が実験用のモルモットになることで、この菌が胃炎を起こすことを証明したのです。たぶん苦痛でお腹をさすりながら、自分の予想の正しさが証明されたことに、こみ上げるような嬉《うれ》しさを感じていたのではないかと想像しています。

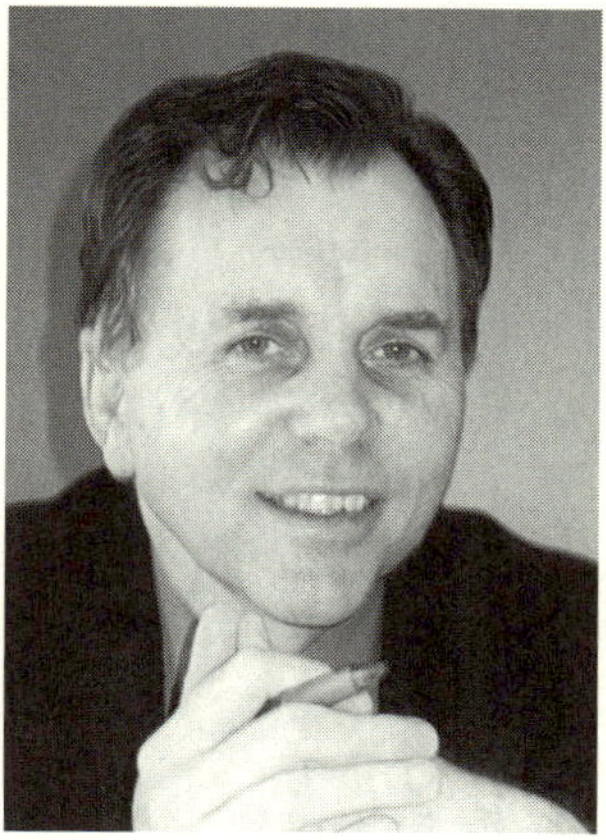

図6　ピロリ菌を飲んで胃炎が起こることを証明したB・マーシャル
（写真提供　共同通信社／ユニフォトプレス）

筆者（三瀬）はピロリ菌のような危険

な菌を飲んだことはありませんが、研究上、必要に迫られて、病原性のない大腸菌を大量に飲んだことがあります。「オェ！」と言いたくなるような悪臭の漂う、これまで飲んだものの中で一番まずい代物でした。この経験から、健康に良い乳酸菌などは別ですが、いかなることがあっても、皆様には大腸菌などを飲まれることはお勧めいたしません。

日本で欧米先進国より胃ガンの発生率が高い理由

マーシャルたちの研究が知られるようになるまでは、胃炎や胃潰瘍は主にストレスから引き起こされると考えられていました。塩分の高い食事も胃を爛《ただ》れさせることがあり、有力な原因のひとつとされていました。マーシャルがせっかくピロリ菌を飲んだのに、ピロリ菌はせいぜい胃炎の特殊な原因のひとつに過ぎないと、当初はその役割が過小評価されていたのです。しかし、研究データが集積されるにつれて、ピロリ菌感染こそが胃炎や胃潰瘍の第一原因であることが明らかになったのです。確かにストレスや塩分の高い食事は胃の健康には良くありませんが、胃潰瘍発生の最大の元凶はピロリ菌だったのです。

ピロリ菌が発見される以前は、実にたくさんの胃潰瘍患者が出ていました。中には胃ガン患者もいたでしょうが、胃潰瘍の悪化で出血し、死亡する人も少なくなかったのです。有名な例では、夏目漱石は長年病んでいた胃潰瘍の悪化で死亡したと推測されています。

胃潰瘍の原因がピロリ菌であるという発見が、なぜノーベル賞に値するほどの大発見であったかと言えば、原因が細菌ならば抗菌薬で菌を殺し、治療できるからです。実際、現在は胃潰瘍や胃炎の患者には、外科手術を実施する代わりに、複数の抗菌薬と胃酸の分泌を抑える薬を投与することで治療成績を上げています。8割以上の胃潰瘍患者がこのやり方で治癒しています。外科手術は術後の細菌感染も含めて、常に生命の危険が伴います。また、お腹を切られるため、麻酔が切れた後は痛みも伴います。痛くてリスクの高い手術を受けなくとも良くなったわけですから、患者にとっては大変な朗報でした。

しかし、現在は、**ピロリ菌にも耐性菌が出ており、しかもその割合は年ごとに高くなっています。抗菌薬と胃酸の分泌を抑える薬の併用で胃潰瘍を治療する方法が、上手《うま》くいかなくなりつつあるのです。極めて深刻な問題です。**

ピロリ菌感染は経口感染で起こっているはずです。ただし、汚染源が何であるかは確定していません。ヒトの糞便《ふんべん》（糞便の約半分は細菌です）などが考えられますが、意外な汚染源があるかもしれません。我が国でピロリ菌に感染している人の割合は、高齢者ほど高くなっています。10歳未満では5％以下、10代で10％以下、30代で10～20％、60歳以上では50～60％と言われています。年を経るごとに、ある確率でピロリ菌に感染するのか、高齢者たちが過ごした若い時代の衛生環境が悪く、その時にピロリ菌に感染した名残なのか、よく分かりませんが、これらの説は共に正しいのではないかと思われます。

なお、欧米などの先進国のピロリ菌感染率は我が国の約半分です。欧米諸国に比べると、我が国では胃ガンの発生率が高いのですが、理由のひとつはピロリ菌の感染者が多いためと考えられます。欧米人に感染しているピロリ菌と、日本人に感染しているピロリ菌には明らかな違いがあり、それが日本人にピロリ菌の感染者が多いことと関係しているのかもしれません。

ピロリ菌が強酸性の胃の中に棲める理由

ピロリ菌は、なぜ胃の中のような強い酸で満《み》ち溢《あふ》れているところで生息できるのでしょうか。この疑問は発見当初からつきまとっていましたが、実はこの菌は尿素を分解してアンモニアを作る酵素を作っているのです。しかもその尿素分解酵素は極めて活性が強く、胃の中でピロリ菌が生きていく決め手になっています。

ヒトの細胞で作られる、窒素を含む蛋白質性の老廃物は、比較的毒性が弱い尿素の形で細胞から排出されています。胃の中に巣くうピロリ菌は、胃の細胞から出た微量の尿素を分解してアンモニアを作っているのです。アンモニアはご存じの通りアルカリ性なので、胃酸の本体である塩酸を中和します。このためピロリ菌の周辺は中性に近い状態になり、胃の粘膜の中でも平穏無事に生存することができるというわけです。

ピロリ菌の感染はヒトの胃潰瘍や慢性胃炎に深く関わっていますが、同時に十二指腸潰瘍の主な原因にもなっています。また、大規模な統計学を駆使した調査研究などによって、ピロリ菌の感染が胃ガンと密接な関わりがあることが確定しています。

つまり、非感染者に比べてピロリ菌感染者の方が胃ガンの発症率が高く、また年齢が上がるとその発症率が高くなり、しかも男性の方が発症率が高くなることが分かりました。津金昌一郎・国立がんセンター予防研究部長（当時）らの調査によると、**ピロリ菌に感染している日本人は感染していない日本人に比べると、胃ガンを発症するリスクは約5倍高**

いそうです。

それではピロリ菌感染によって、どのようにして胃ガンが発症するのでしょうか。

現在まで、確定的な証拠は得られていませんが、以下のようなメカニズムが考えられています。ピロリ菌が胃に感染すると急性の胃炎が起こり、やがて慢性の胃炎に移行します。胃炎が継続することにより、胃の上皮細胞が変異を起こし、食品中に混ざっている微量の発ガン物質に晒されやすくなります（残念ながら、微量とはいえ、全ての食品は何らかの発ガン物質や有害物質を含んでいます）。

また、ピロリ菌が感染することで炎症が起こり、その際作られる活性酸素が、胃の細胞や遺伝子を傷つけ、ガン細胞が発生する確率を高めてしまうこともあります。ただし、ヒトの体には幾重にもガン細胞の発生や増殖を抑える機構が施されており、発ガン物質に晒されたり遺伝子が傷つけられたからといって、すぐにガン細胞ができることはありません。

誤解を避けるために再度付け加えておきますが、ピロリ菌に感染したからといって、必ずしも胃潰瘍や胃ガンを発症するわけではありません。長年にわたってピロリ菌と共存して、平穏のうちに一生を終える幸運な人もたくさんいます。しかし、多数の人を調べてみると、ピロリ菌持ちの人の方が、そうではない人に比べて、明らかに胃潰瘍や胃ガンを発症するリスクが高いのです。また、青少年期までに、抗菌薬を投与することでピロリ菌を除去した人の方が、胃ガンのリスクが激減するという有力な知見もあります（高齢になってからのピロリ菌の除去は、胃ガンのリスクをあまり低減しないようです）。

ピロリ菌以外でガンの発症に関係する細菌

ピロリ菌はガンの発症と関わりがあることが見つかった最初の細菌ですが、そのほかにもガンとの因果関係が疑われている細菌がいくつかあり、その数は今後も増加していくものと思われます。一例として、**チフス菌の永続保菌者には、胆囊《たんのう》ガンや肝臓ガンが発症するリスクが高いことが挙げられます。**チフス菌の感染者の中には、「恐怖の腸チフス・メアリー」[*2]ことメアリー・マロンのように、チフス菌を保菌し、継続的にチフス菌をばらまいている健康な永続保菌者が出現することがあります。こうしたチフス菌の保菌者は健常人と変わらず、健康な毎日を送り、永続保菌者になっています。

彼らが保菌しているチフス菌は胆囊などに隠れていますが、間欠的に胆汁に混じって小腸に注がれ、大腸、肛門を経て糞便として外部に排出されます。排出時には糞便そのもののほかに、目に見えない微粒子も放出され、こうした微粒子に何万個ものチフス菌が含まれ、食中毒の発生源になっていることが多いのです。さらに、胆嚢に潜伏しているチフス菌が炎症などを通じてガンの発症に関与していることが疑われています。

また、肺結核の患者には、肺ガンを併発する人が多いという調査結果も出ています。結核菌が直接的に肺ガンを起こしている可能性は低いと思われますが、結核菌の感染に伴う炎症で、肺細胞中のＤＮＡや蛋白質が傷つけられ、発ガン物質に晒されやすくなり、ガンを発症するリスクを高めていると推測されます。チフス菌の永続保菌者の胆嚢ガン発症の場合も同様ですが、今後の発ガン機構の解明が待たれます。

そのほかに口の中に多数生息している**ナイセリア属に含まれる細菌も、アルコール含有飲料を多飲する人たちに、喉頭ガンや咽頭ガンを起こすのではないかと疑われています。**その理由は口腔《こうくう》に生息しているナイセリア属菌が、アルコールを代謝して、発ガン性が疑われている化学物質アセトアルデヒドを作っているためです。このアセトアルデヒドが口腔から流れ出し、喉頭や咽頭の蛋白質やＤＮＡを傷つけることで、ガンを発症させると考えられています。

血液のガン、白血病を起こすヒトT細胞白血病ウイルス（HTLV）

1970年代終わり頃から九州や四国で「成人T細胞白血病（ATL）」と名付けられた悪性の新しい病気が見つかりました。京都大学ウイルス研究所の日沼頼夫博士は、ATLの原因をウイルスと考え、1980年暮れから実験を始めました。偶然、彼の実験室には、岡山大学の三好勇夫博士がATL患者のリンパ球を植え継いで作った細胞株が冷凍保存されていました。彼はこの細胞からレトロウイルスを検出して、ATLの原因ということを証明したのです。ATLウイルスの発見は1981年に発表されました。

その1年前、アメリカではR・ギャロ博士がリンパ腫の患者からウイルスを分離し、「ヒトT細胞白血病ウイルス（HTLV）」と命名していました。ウイルスの遺伝子構造の解析から、ATLウイルスはHTLVと同じものと分かり、「1型HTLV」[*3]の名称に統一されました。

HTLVに感染した人の総数は世界中で1000万から2000万人と言われ、我が国は感染者が特に多い国のひとつになっています。感染者は九州、四国、沖縄などに多く、総数は約108万人です。感染者が都会などに移住する割合が増加し、全国に拡散する傾向にあります。ATLを発症する人は、年間1100人ぐらいと言われており、発症する平均年齢は高く、70歳前後です。

HTLVは主として母親の母乳を介して感染します。母子感染ですから潜伏期は発症する平均年齢とほぼ同じ、すなわち、70年ぐらいということになります。検査によって母親がウイルス感染者であると分かった場合は、乳児に母乳を与えず、人工乳で保育するようになっています。この方法がとられるようになって以来、新たなHTLV感染者の数は激減しています。

HTLVは母乳以外に、セックスや輸血でも感染が起こります。性媒介感染では男性から女性への感染がほとんどで、コンドームの使用で防げます。HTLV陽性者の血液を輸血に使うことは禁じられています。

HTLVによって起こるATLの治療には、協和発酵キリンが中心になって開発された、抗体医薬「モガムリズマブ（商品名・ポテリジオ）」が用いられています。

ワクチンによる予防が可能になった子宮頸《けい》ガン

子宮頸ガンの原因とされる「パピローマウイルス」は、１９３３年にロックフェラー研究所のＲ・ショープが野ウサギのイボから最初に分離していました。２年後にはＰ・ラウスが、このウイルスによる乳頭腫が悪性のガンになることを確認しています。１９４９年には、ヒトの乳頭腫でも電子顕微鏡でパピローマウイルスが見つかり、１９７０年代になって、遺伝子解析の技術が進展し始め、Ｈ・ツア・ハウゼンは数多くの遺伝子型のヒトパピローマウイルスを見つけ、１９８３年には子宮頸ガンの組織に16型、続いて18型のパピローマウイルスを発見、これらが子宮頸ガンの原因に関わっていることを明らかにしました。

パピローマウイルスは、高リスクと低リスクに分けられていて、子宮頸ガンの１００％近くは15種類くらいの高リスクグループのウイルスによると考えられています。その中でも16型と18型によるガンが70％近くを占めています。低リスクグループのウイルスは６型と11型で尖圭《せんけい》コンジローマの約90％に関わっています。正確な数字は明らかではありませんが、我が国では年間1万人強の子宮頸ガン患者が出て、約3000人が死亡していると言われています。極めて危険な発ガン性ウイルスと言えます。

患者の低年齢化も進行していますが、これは不特定多数との性交などによって、ヒトパピローマウイルスが撒《ま》き散らされているためです。こうした感染者のうちで、一部が持続感染者になり、5~20年後にガンを発症します。

2006年にHPV（ヒトパピローマウイルス）ワクチンが開発され、日本では2009年に承認、2013年4月から定期接種ワクチンになりました。ところが、ワクチン接種後にけいれん、慢性疼痛《とうつう》、運動障害などの報告が相次いだため、厚生労働省は、わずか2ヶ月後には、定期接種のまま、「積極的に勧奨はしない」という決定を下しました。その結果、約70%だったワクチン接種率は1%未満に急落しました。

日本のこの事態に懸念を抱いたWHOのワクチン安全性諮問委員会は、2017年7月、「ワクチン開発以来10年間に2億7000万本以上が投与されていて、ワクチンを導入した国々からは、若い女性の子宮頸部前ガン病変の発生率が50%減少していることが報告されている。日本では、特に15歳から44歳の女性で子宮頸ガンによる死亡率の増加が顕著になるだろう」と警告しました。『ネイチャー』は、科学的証拠にもとづいてHPVワクチンへの信頼を取り戻す活動を行っている村中璃子《りこ》医師にジョン・マドックス賞を授与し、日本の状況を厳しく批判しました。

この賞は、困難や悪意に遭いながらも公益に資する健全な科学を推進した人に与えられるものです。村中医師は、著書『10万個の子宮——あの激しいけいれんは子宮頸がんワクチンの副反応なのか』（平凡社、２０１８年）でHPVワクチンをめぐる日本の現状を詳細に描き出しています。

肝臓ガン患者の大半はウイルス感染が原因

肝炎ウイルスにはA、B、C、D、Eの5種類の型があります。日本人の肝臓ガン患者のうち、約8割がC型肝炎ウイルス感染者です。残りの2割のうち、半数がB型肝炎ウイルス感染によって発症しています。残った1割は食品中の発ガン性化学物質の摂取などが原因で肝臓ガンになっています。つまり、**我が国の肝臓ガン患者の大半が、ウイルス感染でガンを発症していることになります。**

発展途上国でもB型やC型肝炎ウイルスの感染者で肝臓ガンを患っている人が少なくありませんが、それ以上にフラバス菌というカビが作る「アフラトキシン」などのカビ毒に汚染された食品を食べることで、肝臓ガンを発症している人が多いです。アフラトキシンは最強の発ガン毒素とも言われ、高温処理にも抵抗し、煮沸しても発ガン性を失わない厄介な毒素です。我が国では穀物などのアフラトキシン汚染には厳しい規制がかけられていますので、カビ毒が原因で発症している肝臓ガン患者は少ないと思われます。

肝炎、すなわち、肝臓の炎症は我々の体に備わっている防御機構の一種です。ウイルスが肝臓に感染すると、そのウイルスを叩《たた》くために生体は反応し、白血球や殺菌蛋白質などを動員し、炎症を起こして対決します。結果として多くのウイルスは破壊されますが、肝臓細胞も一部破壊され、肝臓の機能障害が起こります。これが肝臓ガンの発症リスクを高めるのです。

B型肝炎から肝臓ガンに至るルート

20世紀の半ば以降、医療の飛躍的な発展や滅菌・消毒法の改良、各種抗菌薬の発見と開発などによって、外科手術も大変な進展を遂げてきました。大規模な手術では、失われる血液を補うために輸血が必要になります。輸血に使う血液は人工的に作ることはできないので、他人からの献血に頼っていました。しかし、一部の献血者が肝炎ウイルスに感染していて、輸血が原因で手術後に急性肝炎が多発するようになり、世界中で輸血による肝炎防止が重要な課題になっていました。

B型肝炎ウイルスは血液型の多型性の研究の過程で発見されました。アメリカのB・S・ブランバーグは、何回も輸血を受けているヒトの血液には他人の血清蛋白質に対する抗体が含まれているはずという仮説を立て、いろいろな血清の組み合わせについて調べてみたところ、血友病治療のために頻繁に輸血を受けていた患者の血清が、オーストラリアの先住民の血清と反応することを見いだしました。ブランバーグは、オーストラリアの先住民の血清には未知の蛋白質が存在すると考えて、1965年、オーストラリア抗原と命名しました。そして、B型肝炎に罹ると、この抗原が出現してくることを見いだし、B型肝炎と関連があることを指摘しました。そののち、オーストラリア抗原はB型肝炎ウイルスの粒子表面の蛋白質ということが明らかにされ、B型肝炎の診断法が開発されました。

ブランバーグにはオーストラリア抗原の発見とB型肝炎の予防・治療の発展に貢献したとして、1976年にノーベル賞が与えられました。

B型肝炎ウイルスの感染経路は輸血のほかに、**母親がウイルス保有者である場合は母子感染を起こします。また、性媒介感染、麻薬などの注射の回し打ちや、入れ墨などでも感染します。これはHIVの感染経路と同じです。**現在はB型肝炎ウイルスに汚染されている血液はほぼ完全に検出でき、使用されることはないので、輸血後肝炎はほとんど発生していません。また、新生児の感染を防止する良いワクチンも開発されているので、新しい感染者の数は減少しています。この点はエイズと大きな違いがあります。日本におけるB型肝炎ウイルスの感染者は約100万人で、世界中で約3億人の感染者がいると推定されています。

健康な成人がB型肝炎ウイルスに感染すると、多くの人には症状が出ませんが、約2割の人が急性肝炎を起こし、2~3ヶ月で治癒します。100人に1人ぐらいの割合で、死亡率の高い劇症肝炎に移行します。無症状の人もウイルスのキャリアーになりえます。慢性肝炎に移行する例はB型肝炎患者の10%程度と言われており、肝硬変から肝臓ガンに移行するケースは稀《まれ》です。

一方、乳児時代に母子感染した場合は、慢性肝炎に移行する割合が高く、1割から3割の人が慢性肝炎を患うことになります。困ったことに、慢性肝炎の人の2〜3割が、約20年後に肝硬変になり、そのうち3割ぐらいの人が肝臓ガンを発症します。B型肝炎では、成人の感染者に比べて、母子感染者の方が圧倒的に肝硬変や肝臓ガンを発症するリスクが高いのです。

B型以上に悪質なC型肝炎ウイルス

先にも書きましたが、1960年代にブランバーグによって、B型肝炎ウイルスに汚染された血液を迅速に検出できる方法が開発され、汚染血液を輸血に使わなくなって以来、肝炎の患者数は大幅に減少しました。しかし、その後も輸血によって起こる肝炎の発症例は後を絶ちませんでした。当時発見されていたA型やB型以外にも、肝炎を起こす別のウイルスが存在するらしく、この仮想ウイルスに対して「非A非B肝炎ウイルス」という冗長な名前が付けられ、ウイルス探しが開始されました。

ウイルスは長い間、秘密のベールに包まれていましたが、1989年にアメリカのバイオテクノロジー企業カイロン社のM・ホートンをリーダーとする研究グループによって原因ウイルスが解明され、C型肝炎ウイルスと名付けられました。

C型肝炎ウイルスは感染力が弱く、急性肝炎の症状もB型に比べると一般に軽症で、自覚症状がないままに進行することが多いようです。劇症肝炎の患者もほとんど出ません。こう書くと、たいした肝炎ウイルスではないと思われるでしょうが、C型肝炎ウイルスはB型以上に悪質なウイルスなのです。

まず、このウイルスに感染すると、6割から8割の人が持続感染に移行し、10年から20年後に肝硬変を起こします。さらに、ウイルスに感染して三十数年後に肝臓ガンを発症します。深くしめやかに病気を進行させていく悪魔の姿を彷彿《ほうふつ》させるものがあります。

C型肝炎ウイルスはB型に比べて感染力が弱いために、**性媒介感染や母子感染の例は少ないようです。多くは輸血や、覚醒剤などの注射器の回し打ちによって感染しています。**また、我が国では産婦人科用の止血剤に使われていたヒトの血液由来の「フィブリノーゲン（血液凝固第I因子）」にC型肝炎ウイルスが混入していたために、多くの患者が発生した例があります。極めて不幸な薬害事件でした。

日本ではC型肝炎ウイルスの感染者総数は約200万人で、世界の感染者総数は1億5000万〜2億人弱と言われています。日本の感染者には高齢者が多く、若者には少ないようです。理由のひとつとして太平洋戦争前後に小学校で行われた予防注射で、同じ注射針を消毒しないで次々と学童たちに注射したために感染したのではないかと疑われていますが、今となっては証明のしようがありません。

3　循環器病に関係する微生物

動脈硬化の原因は何か

現在の日本人の死亡原因で、2番目に多いのが心疾患で、4番目が脳血管疾患です。これら2つの循環器病が「動脈硬化」と密接な関係にあることは、多くの医療関係の本に書かれている通りです。

動脈の硬化が起こると血管内部は狭くなり、弾力性を失い破れやすくなります。脳血管の破損による出血（脳出血）は中枢神経に多大の損傷を与えるために、しばしば死を伴います。幸運にも死を免れたにしても、深刻な後遺症を残すことになります。

また、心臓の周囲をとり囲んでいる冠状動脈が動脈硬化を起こしてしまうと、こちらも動脈が狭くなり、十分な血液が心臓に行き渡らなくなります。その結果、心臓の細胞が壊《え》死《し》してしまいます。これが心筋梗塞です。多くの心疾患患者が心筋梗塞で死亡しています。

動脈硬化を引き起こす原因としては、高血圧、糖尿病、腎障害、高脂血症、喫煙、ストレス、過労などが挙げられます。筆者（三瀬）の友人で「酒がなければ、１日たりとも生きていけない」という医師は、「酒は百薬の長で、飲み過ぎても断じて動脈硬化は起こらない」と言い張っています。しかし、彼には残念ですが、多くの専門家は深酒も動脈硬化の原因のひとつと見なしています。アメリカの疾病制圧予防センターの報告でも、飲酒はタバコ、肥満をきたす食習慣に次いで、早期死亡の原因の第3位にランクされています。

ところが、こうした危険因子を持たない人でも、心筋梗塞や脳卒中を起こす人が、かなりの割合で出ています。その中には、先天的に血管が丈夫でない人が含まれるでしょう。

しかし、病原微生物の感染によって、直接もしくは間接的に血管が障害を受け、動脈硬化が起こっているのではないかと疑われる報告が次々と出てきています。

血管の内部細胞に感染しやすく、血管壁に損傷を与えていると思われる微生物が見つかってきました。そうしたものの中で代表的なものが、肺炎クラミジアや歯周病を起こす細菌、それにヘルペスウイルスといったものです。中でも、動脈硬化との関係が最も詳しく研究されているのが肺炎クラミジアです。まず、この細菌から紹介します。

肺炎クラミジアのもうひとつの顔

クラミジアはリケッチアと並ぶ有名な寄生性の細菌です。これが肺炎や性器のクラミジア症を引き起こすことは第3章で紹介しました。統計によって差がありますが、肺炎クラミジアの感染によって発症する市中肺炎は、市中肺炎患者の全体の数％から十数％を占めています。

肺炎クラミジアには別の顔があります。この細菌が高血圧やタバコ・深酒などと共に、動脈硬化を起こす危険因子と見なされていることです。否定する論文もありますが、少なくとも危険因子のひとつであるとする見解の方が優勢です。黒に近い灰色といったところでしょうか。

肺炎クラミジアが動脈硬化に関係しているという疑いを最初に公表したのは、フィンランドの医師たちです。１９８８年のことですが、彼らは冠状動脈に異常を持つ患者の血液には、肺炎クラミジアの抗体の量が健康な人に比べて多いことを見いだしたのです。抗体の量が多いということは、肺炎クラミジアに感染したことを示しています。

その後、心筋梗塞で死亡した人にもクラミジアの抗体の量が多いこと、また、クラミジアに効果のある抗菌薬が臨床に使われるようになった時期は、心筋梗塞の患者数や死亡者数が少なくなってきたことなど、間接的ながらも肺炎クラミジアに感染することが動脈硬化のリスクを高めていることを示す調査研究も出てきました。肺炎クラミジアは血管を構成している細胞に感染して増えることも確認されています。さらにウサギなどの実験動物を使って、肺炎クラミジアに感染させると動脈硬化が起こること、また、こうした実験的に動脈硬化を起こさせた場所から肺炎クラミジアが見つかることなど、この細菌が動脈硬化の原因のひとつになっていることを示唆する研究も増加しています。

肺炎クラミジアが動脈硬化を起こすメカニズム

それでは動脈硬化は肺炎クラミジアが病原体となる感染症なのでしょうか。この質問に対する回答は感染症の原因を決定する「コッホの原則」に照らし合わせて判定することになります。コッホの原則は以下のような4原則から構成されています。

1　ある病気になったヒト、もしくは動物から特定の病原微生物が必ず検出されなければならない。
2　その病原微生物はその病気の患者から分離して純粋に培養できなければならない。
3　純粋に培養された微生物を健康な動物に感染させた時、同じ病気を起こさなければならない。
4　感染させた動物から、同じ微生物が検出され、再び純粋に培養できなければならない。

これら4つの原則を全て満たす微生物が、特定の病気の原因微生物と判定されます。肺炎クラミジアが動脈硬化の普遍的な病原体であるかどうかを、原則ごとに検討してみます。

原則の順番が逆になりますが、第3原則と第4原則に関しては、すでに紹介したように、ウサギなどを使った実験で証明されており満たされています。第2原則については、クラミジアは単独では生育できない、細胞に寄生する細菌ですから、寒天培地の上などでは純粋に培養できません。しかし、今日ではヒトの細胞を含むいろいろな細胞を培養する技術が進んでおり、肺炎クラミジアだけを選んで、ヒト由来の培養細胞などに感染させて増やすこともできます。故に第2原則も満たしています。

残った第1原則ですが、動脈硬化を起こした人の中で、肺炎クラミジアに感染した痕跡を留めている人の割合は、健康な人に比べると多いのですが、必ず痕跡が見つかるというわけではありません。また、動脈硬化を起こした場所から、肺炎クラミジアが高頻度に見つかるというわけでもありません。それ故に、動脈硬化に関係する危険因子のひとつであっても、肺炎クラミジアの感染は動脈硬化を起こす、有力で唯一の因子ではありえないことになります。

これにより、動脈硬化は肺炎クラミジア感染症ではないという結論になります。しかし、これまで出されている研究論文などから、肺炎クラミジアの感染が動脈硬化に至る引き金を引く危険因子のひとつである可能性は高いと思われます。

現在は以下のような機序で、肺炎クラミジアが動脈硬化の発症に関わっていると推測されています。肺炎クラミジアは気道経由で肺の中に侵入し、そこで肺炎などを起こします。気道や肺で増えた肺炎クラミジアの一部は毛細血管に潜り込み、血流に乗って心臓をとり囲む冠状動脈細胞などに感染し増えていきます。肺炎クラミジアは抗菌薬や血液中の殺菌蛋白質に抵抗できる形に変身できるので、血液の中に入っても長期間生き延びられます。

血管細胞に肺炎クラミジアが感染すると、この章の最初に述べた生体防御機構が活動を開始し、食菌白血球などを使ってクラミジア退治を開始します。ほとんどのケースでクラミジアは殺菌されるものの、「肉を切らせて骨を断つ炎症作戦」の余波を受けて、冠状動脈などが損傷を受けると考えられています。

このように、部分的であるにしても、動脈硬化と肺炎クラミジアの間に関係があるとすれば、抗菌薬やワクチンを使った肺炎クラミジア退治は、動脈硬化の予防になりえます。

なお、動脈硬化に関係があるのではないかと疑われている微生物は肺炎クラミジアだけではありません。近年、特に歯科関係者から強く主張されている、歯周病菌と動脈硬化の関係について、以下に紹介しておきます。

歯周病菌も動脈硬化を起こす?

長崎大学歯学部で長年にわたって病原微生物学の研究に携わってきた山田毅博士の著書『病原体とヒトのバトル――攻撃・防御そして共生へ』(医歯薬出版、2005年)によると、歯周病に罹っている人は歯が健康な人に比べて、心筋梗塞に罹る率は25%高く、25歳から49歳までの人に限ると、70%も心筋梗塞に罹るリスクが高いそうです。状況証拠から判断すると、歯周病と動脈硬化は密接な関係がありそうです。

歯周病は口腔内部に生息する、いろいろな細菌たちによって引き起こされます。その中でも「ポルフィロモナス・ジンジヴァーリス」という恐ろしげな名前の細菌が、歯周病を起こす首魁《しゅかい》と見なされているようです。ほかにも口腔内では、連鎖球菌属の細菌などが歯に対して悪さをしています。口腔内では連鎖球菌属の細菌たちの方が、数の上ではポルフィロモナス・某を圧倒しています。人によって違いがあるのはもちろんですが、口腔内部には500種類以上の細菌が100億個ぐらい棲《す》みついていると言われています。大腸には100兆個もの細菌がいますのでそれには及びませんが大変な数です。特に歯と歯の間に溜《た》まる歯垢《しこう》には、たくさんの細菌が生息しています。

我々が食事をとる時、骨などの堅いものがあると、口腔の皮膚が傷を受けます。口腔の内部には目に見えない微小な傷もかなりありそうです。こうした傷口から、口腔に生息している細菌たちが血管に侵入すると考えられています。口内炎などがあると、さらに侵入しやすいでしょう。口腔にある血管に入った細菌たちが動脈細胞に感染すると、お決まりの炎症が起こり、食菌白血球などの働きで感染菌は退治されますが、血管の方も炎症で損傷を受けてしまい、動脈硬化への一歩を踏み出しかねません。

正常な歯を持っている人は、歯周病の人に比べると、ポルフィロモナス・某や連鎖球菌が少ないので、口腔細菌によって動脈硬化を起こすリスクが少ないと言えます。歯周病と動脈硬化の関係に疑いを持つ人もいますが、少なくとも歯を綺麗《きれい》にしておくことは、いろいろな意味で良いことです。口臭によって彼女（もしくは彼氏）に嫌われるリスクも減少します。

なお、口腔内に生息している細菌の制御法について、山田博士は先の著書の中で面白い学説を紹介しています。「多くの口腔細菌は酸素が嫌いな嫌気性菌なので、よくしゃべって口の中に酸素を取り込むことは口腔細菌を減らすことになる。それ故におしゃべりは健康に良い」というものです。

4　自己免疫病の発症の引き金を引く微生物

自分の細胞を攻撃し病気を引き起こす自己免疫病

少々乱暴な表現ですが、免疫の役割は自己と非自己（すなわち、自己ではないもの）を見分け、非自己を敵として排除することにあります。非自己の代表的なものが、外から侵入してくる病原微生物たちです。そのほかに、自分の体の中でガン細胞のような不埒《ふらち》なものが生まれてくると命に関わりますから、敵として認識して除こうとします。免疫機構が正常に働いている若い人たちは、こうした免疫の力で病原微生物のような外敵や、ガン細胞のような内なる敵を抑え込んで、健康な生活を送ることができます。

ところが、老化やストレス、傷害や病原微生物の感染によって、免疫機構が変調をきたす場合があります。正常に機能していれば、自己と非自己を厳格に識別して、非自己だけをやっつけてくれるのですが、免疫機構の狂いによって、自己と非自己の区別がつかなくなることが往々にして起こります。この時に悲劇が勃発します。

免疫に関与する白血球は非自己分子だけを認識して、それと特異的に結合できる抗体などを作って、病原微生物やガン細胞をやっつける役割を負っています。ところが、自己と非自己の区別がつかなくなった免疫機構の持ち主では、自己の細胞の構成物に対する抗体などが作られ、その抗体があたかも敵に対するように、自己細胞や組織を攻撃してしまいます。当然、攻撃を受けた細胞や組織は損傷を受け、深刻な機能障害を起こします。すなわち、病気の発症です。

このような免疫機構の変調で起こる病気を自己免疫病と呼んでいます。自己免疫病には有効な治療法が存在しないものが多く、一般に回復までには長い時間が必要で、患者が死に至るものも少なくありません。

自己免疫病を発症するメカニズムとしては、感染や炎症によって自己成分が変化してしまい非自己と認識されるケースや、病原微生物の抗原がたまたま自己成分に似ていたために、作られた抗体が間違いを起こして自己成分と反応してしまうケース、あるいは抗体の産生に関係する免疫細胞が感染や老化によって変調をきたし、自己に対する抗体を作ってしまうケースなどが考えられます。

残念なことに、多くの自己免疫病で、病気がどのようにして発症するかがよく分かっていないのが現状です。ただし、自己免疫病では環境要因と共に、遺伝的な要因も重要だと考えられています。特定の自己免疫病では、生まれつき遺伝的に病気を起こしやすい人がいるのです。環境因子としては、ストレス、外傷、化学物質などと共に、微生物の感染も、多くの自己免疫病の誘発に関係していると見なされるようになっています。

ここでは代表的な自己免疫病とされている「ギラン・バレー症候群」と「慢性関節リウマチ」について、それらの病気の特徴や微生物の関与について最近の知見を紹介します。

微生物感染が引き金を引く難病「ギラン・バレー症候群」

怪獣を連想させるような病名がついていますが、ギラン・バレーという名前は、この病気を最初に報告したG・ギランとJ・A・バレーという2人の医師の名前に由来しています。我が国では年間1000人から2000人のギラン・バレー症候群の患者が出ています。この自己免疫病は、多くのケースで微生物感染が引き金を引いていることは確実です。食中毒を起こすカンピロバクター、風邪の原因のひとつである「サイトメガロウイルス」、それに肺炎マイコプラズマなどが、ギラン・バレー症候群の引き金を引く病原体ではないかとされています。

これら微生物の感染によって下痢や風邪に罹った患者のうちで、極めて少数ですが、1週間から3週間ぐらい後で、手足や顔面の麻痺《まひ》が起こります。筋肉を動かす神経が障害を受け、まともに歩けなくなるのがギラン・バレー症候群の特徴です。運動障害のほかに、程度はそれよりも軽症ですが感覚障害も出ます。発症後、3週間前後に病気のピークが来て、8割以上の患者は半年から1年のうちに治癒します。

ただし、15％ぐらいの患者は重症化し、筋力低下が長期化することもあって、高度のリハビリテーションを必要とします。また、治療が適切でないと、5％以下ですが呼吸困難や循環器障害などで死亡する人も出ます。治癒後の再発率は約5％です。

治療は血液中の自己成分に反応する抗体を除去する方法と、免疫グロブリンを大量に静脈から注入する方法があります。抗体を除去する方法は、大がかりな設備が必要で、特定の病院でないとできません。免疫グロブリンの大量注入法は、時間がかかるのが難点ですが、大抵の病院でできます。患者によって、効果や副作用などに一長一短があり、どちらの方法が良いとは言えないようです。

ギラン・バレー症候群の発症機構

ギラン・バレー症候群は遺伝的に病気を起こしやすい人がいると考えられていますが、遺伝病ではありません。また、ヒトからヒトに伝染する病気でもありません。多くのケースで病気の発症に先んじて、下痢や風邪などの消化器系や呼吸器系感染症の症状が出ていますが、ギラン・バレー症候群を発症した時には、下痢や風邪を起こした病原微生物は免疫機構などによって殺され、患者から検出されないのが普通です。

最近の研究によって、ギラン・バレー症候群を発症する機構も、かなりのところまで分かってきました。最も発症頻度が高く、詳しく研究されているのが、カンピロバクター食中毒の発症後に起こるギラン・バレー症候群です。この例をとって説明します。

カンピロバクター食中毒は現在、我が国で多発している細菌性食中毒のひとつです。下痢、嘔吐《おうと》、腹痛などを主な症状とします。感染型の食中毒で、鶏肉を介する食中毒が多発していることは、第3章で述べた通りです（108頁）。カンピロバクター食中毒を起こした人のうち、1000人に1人ぐらいの割合でギラン・バレー症候群の患者が出ます。

食中毒を起こした人には生体防御機構が働き、カンピロバクターに対する抗体ができます。また、カンピロバクターは細胞壁と呼ばれる頑丈な外膜を持っている細菌ですが、問題はその細胞壁に存在する特殊な糖脂質が、ヒトの末梢《まつしよう》神経に存在する糖脂質に似た構造をしていることです。そのために、カンピロバクター食中毒を起こした後にできる抗体が正確に作られないと、抗体がヒトの末梢神経にある糖脂質と結合してしまい、神経伝達を阻害すると考えられています。末梢神経の阻害は歩行困難などの症状を引き起こします。

ギラン・バレー症候群を起こすほかの細菌やウイルスでも、ヒトの神経にある糖脂質に似た構成物を持っていることが間違いを起こす元になっているようです。少なくとも6割以上のギラン・バレー症候群で、微生物の感染が病気の発症に関係しており、発症原因となる微生物も、大雑把ですが推定されるようになってきています。

慢性関節リウマチの原因も微生物感染か

「慢性関節リウマチ」は関節の炎症を主な症状とする疾患で、自己免疫病のひとつであることは確実です。全身の関節の痛み、腫れが起こり、進行すると関節が変形します。患者は疲れやすく、発熱、貧血、頭痛などの症状がよく見られます。食餌療法、温熱療法、リハビリテーションなどが採用されていますが、残念ながら、リウマチの進行を遅らせるのがせいぜいで、根本的な治療法はありませんでした。

しかし、近年はかなり症状を改善できる抗体薬などが開発され、効果を上げています。**我が国では約70万人のリウマチ患者がおり、女性の方が男性よりも数倍多いという統計が出ています。30代から50代にかけての年代の人がよく発症します。**

リウマチの発症には遺伝的な素質も関わっていますが、環境因子の存在も重要です。微生物の感染がリウマチを発症するきっかけになりうると考えられていますが、内分泌異常、ストレス、代謝異常、栄養障害など、いろいろな要因がリウマチの悪化に関係しているようです。

リウマチの発症の引き金を引くと思われる代表的な微生物としては、連鎖球菌、結核菌、EBウイルスといったものがあります。これらの微生物の感染後に起こる免疫機構の変調によって、関節中に自己成分に対する抗体が作られ、それが結果的に関節の炎症を引き起こすと想定されています。関節炎に関係すると疑われている自己抗体成分は「リウマトイド因子」と呼ばれ、リウマチの診断に使われています。

例えば、溶血性連鎖球菌が持つ蛋白質と、ヒトの筋肉などを構成する蛋白質に共通性がある（それ故に自己免疫病を発症するリスクが高い）という状況は、微生物感染がリウマチの発症に重要な役割を演じていることを強く示唆しています。しかし、個々のケースで、どのようにしてリウマトイド因子が作られるのか、また、具体的にどのような機構で関節の炎症が起こるのか、といった基本的な疑問については、いまだに明らかにされていません。それがリウマチの根治療法の開発が遅れている理由のひとつになっています。

＊1　国立がん研究センターのがん情報サービス（ganjoho.jp）「人のがんにかかわる要因」より。本情報はガンの予防の面からも極めて有用な情報です。

＊2　アメリカでは、19世紀の終わりから20世紀の初頭にかけて、メアリー・マロンという名の家事手伝いの周辺で多数の腸チフス患者が出るという事件が起こりました。詳細な調査の結果、彼女はチフス菌の健康永続保菌者であり、彼女が作ったチフス菌に汚染された食物を介して腸チフスが多発したことが判明しました。一説によると、彼女が保菌していた菌の感染で発症した腸チフス患者は１５００人に上ると言われています。このため、彼女は「恐怖の腸チフス・メアリー」とも呼ばれています。

＊3　2型ＨＴＬＶは１９８2年にギャロ博士により分離されました。

エピローグ　明らかになりつつある人体内の共生微生物の世界

微生物との対決よりも共存を考えよう

微生物の中で悪辣《あくらつ》なものは、我々に肺炎、結核、下痢症といった感染症を起こすだけでなく、ガン、循環器病、自己免疫病といった難病の黒幕にもなっています。20世紀の後半以降、エボラ出血熱、エイズ、トリインフルエンザなどといった、これまで知られていなかった新型の感染症が次々と見つかってきました。

交通機関の発達や地球全体の開発によって、これまで奥地に潜んでいた病原微生物が先進国の人たちと接点を持ち始めたことが、新型の感染症が登場した大きな理由です。今後も地球のグローバル化に比例して、これまで見られなかった新しい感染症が数多く登場するのではないかと危惧されます。病原微生物は決して侮ってはならないのです。

しかしながら、忘れてならないのは、我々の周辺にいる圧倒的大多数の微生物は、我々の味方であるということです。微生物はペニシリンなどの抗菌薬を提供してくれるだけでなく、パン、ビール、醤油《しょうゆ》、味噌《みそ》といった、日常生活に欠かせない飲食物の製造を助けてくれています。これまで述べてきたように、人体内には多数の微生物が棲みついています。彼らは食物の消化、栄養の供給、免疫の強化、病原微生物の侵入阻止など、さまざまな役割を担っており、我々に多大な恩恵を与えてくれています。ヒトは細菌たちと一体化して生きていると言っても過言ではありません。

プロローグではノーベル賞科学者・レダーバーグが「人間はヒトと細菌などから成る複合生物である」という説を提唱したことを紹介しました。人間と共生微生物とは切っても切れない深い縁があるのです。「全てのバイ菌は敵だ」とばかりに、周辺の微生物を殺滅しようとするのは、我々人間の一部を構成している貴重な部分を切り落とすことにほかならず、決してやってはならないことです。

マイクロバイオームとヴァイローム

「人間は、共生微生物とヒトから構成されている複合生物と見なされる。人間にとって、共生微生物は極めて有用な存在であり、大切にしなければならない」というレダーバーグの見解が発表されたのは２０００年のことです。さらに２００３年に、日中米欧のヒトゲノム計画の成果が発表されました。【ゲノム】とは全遺伝情報のことで、30億個に及ぶヒトのＤＮＡの全塩基配列が解読されたのです。この計画の副産物として、ＤＮＡの塩基配列を読み取る装置（シーケンサーと呼ばれます）の改良が急速に進展しました。２００５年以降には次世代シーケンサーが実用化され、解読のスピードはかつての１０００倍以上に達しています。

そこで、従来の分離・培養という手順を用いず、直接、微生物のＤＮＡを抽出して、その塩基配列を調べることにより、環境中の微生物の全体像を解明しようとする研究が盛んになってきました。これはメタゲノム解析と呼ばれています。メタゲノムとは、ゲノムに、「高次」、もしくは「超越」を意味するメタを加えた造語です。

アメリカ国立衛生研究所では、次世代シーケンサーを利用したヒトマイクロバイオーム（microbiome）計画を２００７年から開始しました。【マイクロバイオーム】とは特定の場所に生息している細菌や真菌などの微生物の集合体を指します。特に腸内のマイクロバイオームはヒトの健康に密接に関係しており、主要な研究テーマになっています。

一方、メタゲノム解析により、ヒトの体内には膨大な数のウイルスが存在していることが分かってきました。こうしたウイルス集合体はヴァイローム（virome）と呼ばれています。ヒトの腸内や皮膚上にも種々のウイルスが共生しており、特に細菌に感染して増殖するウイルス（これをファージと呼んでいます）がたくさんいます。腸内に生息するファージの数は、細菌の数を遥《はる》かに上回ると推測されています。腸内でファージと細菌がダイナミックな生存競争を繰り広げている実態も明らかになりました。

例えば、ヒトの皮膚上には1兆個を超す細菌が常在しています。常在菌の中でも代表的な「表皮ブドウ球菌」は弱酸を産生して皮膚表面を弱酸性に保ち、外からの病原微生物の侵入を阻止しています。こうした善玉菌である表皮ブドウ球菌に感染して破壊するファージが増えてくることは、お肌の美容の上からも良からぬ影響を与えてしまいます。また、ファージの中には抗菌薬に抵抗性を持つ遺伝子を運んでいるものもあり、ファージを介して抗菌薬の耐性遺伝子が拡散する可能性もあります。

これまでも何度か述べてきたことですが、ヒトの腸の中には100兆個もの細菌が生息していますが、それを遥かに上回る数の多種多様なファージが腸内に存在するのです。これらのファージは腸内のマイクロバイオームに影響を与えずにはおきません。一方では、外部から腸内に持ち込まれる細菌やウイルスを阻止していることも考えられます。今日では、レダーバーグの定義は、「人間は、共生する細菌、ウイルス、カビなどとヒトから成る複合生物と見なされる」と解釈されています。

以上のように、遺伝子解析を中心に据えた生物学や医学の進展にはめざましいものがあります。その成果のひとつとして、肥満、アレルギー、炎症性腸疾患などの新たに増加してきた難病の原因は、抗菌薬の乱用によって、我々の一部と見なされるべき共生細菌が失われてしまったことによるという証拠が次々と上がってきています。

レダーバーグの定義には若干の修正は加えられましたが基本は変わらず、その先見の明が高く評価されています。我々は抗菌薬の乱用を避け、共生微生物を我々の一部として大切にしなければならないことは、どのように強調しても強調し過ぎることにはなりません。

おわりに

「薬が効かない恐ろしい多剤耐性菌による感染症が、明日にもあなたを襲うかもしれません」と書くと、「何と大げさなことを書く人だ」と一笑に付される方もいらっしゃるかもしれません。もっともなことです。本書の中で多剤耐性菌が引き起こす災難を繰り返し紹介してきた筆者（三瀬）にも、そうした災難が自分に降りかかるという認識はほとんどありませんでした。しかし、２０１７年７月に都内の病院の検査で、筆者に大腸ガンと肝臓に転移したガンが発見されると、状況は一変しました。

筆者のガンの全摘出手術は難しかったはずですが、幸いにも日本有数の名医に巡り合い、２０１８年の春の段階では「５年後のことはともかく、２年後の東京オリンピックは見られますよ」と言われる状況下にあります。しかし、肝臓の半分を切除する大手術だったこともあり、多剤耐性菌による手術後の感染が避けられず、退院が２週間も遅れてしまいました。

おまけに退院した後も、筆者の不注意もあり、多剤耐性菌による再感染が起こり、2ヶ月近くもの再入院を余儀なくされました。その間、外科処置の苦痛や、多剤耐性菌の感染がもたらす強烈な悪心、嘔吐《おうと》、悪寒、高熱などで悲鳴をあげることが再三でした。手術後の感染予防のために、あらかじめ複数の強力タイプの抗菌薬の投与を受けていたのですが、筆者を苦しめた多剤耐性菌どもには強い効果がなく、後には新たな耐性菌が出現する始末で散々でした。我が身をもって、多剤耐性菌の恐怖を実感しました。

手術後に、筆者が再度にわたって多剤耐性菌の感染を受け、苦しめられてきた理由は分かっているつもりです。それは筆者と共存している細菌叢《さいきんそう》などが多剤耐性菌だらけであったことによっています。

筆者の場合は特別で、過去40年近くにわたって病原微生物、特に病原性大腸菌や黄色ブドウ球菌などの薬剤耐性菌に関わる研究、試験、検査を主な仕事としてきました。研究の必要上から、病原性のない多剤耐性の大腸菌を何十回も飲んだこともあります。こうした仕事の間に、さまざまな多剤耐性菌が筆者の腸内や皮膚上に定着したと思われます。共生細菌は筆者が健康であった期間は害を与えませんでしたが、大規模手術で体力を失った後には免疫機構や抗菌薬では抑えつけられず、術後感染を起こしてしまったと推定されます。

ここで注意していただきたいことは、もしも読者の中に、長年にわたって無用な抗菌グッズを使用したり、消毒薬や抗菌薬を乱用している方がいたら（もちろん、これらは必要な時には使わなければならないものですが）、自分が持つ腸内細菌叢などに多剤耐性菌が多くなり、怪我や手術で入院した後には、筆者のように多剤耐性菌による感染で悩まされるリスクが増大するだろうということです。このことは特に強調しておきたいと思います。

全体で数ヶ月にも及ぶ集中治療室や重病患者収容病棟での入院生活の中で、多剤耐性菌による感染症で苦しむ、実に多くの患者の方を見聞きしました。非定型肺炎で1ヶ月以上も高熱であえぐ方もおられれば、手術後感染が進行し幽明界を異にした方もおられました。現在の外科分野では、執刀医の手術の腕前はもちろん重要ですが、薬が効かない多剤耐性菌対策の適否が患者の入院期間の長さや、生死までをも決定します。効く薬が見つからない耐性菌の感染で苦しまれている患者がいかに多いことかと、入院生活を通じてあらためて実感したところです。

本書は山内一也先生と連名で執筆した3冊目の成書になります。先生には全体的な構成や校閲、及びウイルス分野の執筆をお願いしました。科学全体に対する先生の学識の深さと、学問への情熱には教えられることが多々ありました。集英社の東田健編集長には、筆者の散漫な文章を実に詳細な点までチェックしていただき、読みやすい文章にしていただいたことに深謝しています。また、刈部謙一様には各章の全体的な構成や魅力的なタイトルを提案いただきました。感謝の言葉を表したいのですが、本書の完成直前に持病の悪化により、ご逝去されたのは残念の極みです。心から刈部様のご冥福をお祈り申し上げます。

最後に、通常では余命半年の筆者のガンを、日本有数の卓絶した医療技術と行き届いた看護で延命してくださった虎の門病院の進藤潤一、建智博、森保道医師をはじめとする医療関係者の方々、並びに献身的な介護で筆者を支えてくれた妻、息子、息子の妻、そして愛くるしい笑顔で筆者に生きる力を与えてくれた初孫に感謝します。

用語解説

本書で頻繁に使用されている特殊な用語を、五十音順にまとめて解説します。本文中で【 】で示されている用語は全て、この「用語解説」の項で取り扱われています。

アレルゲン

アレルギーを引き起こす抗原を指します。呼吸器アレルゲンとしてはスギ花粉やほこり、ダニなどが、食物アレルゲンとしては蕎麦《そば》、卵、牛乳などが有名です。

インターフェロン

ウイルスが感染すると、ヒトの細胞はインターフェロンと呼ばれる抗ウイルス作用を持つ蛋白質《たんぱくしつ》を作り、ウイルスの増殖を阻止しようとします（なお、細菌感染ではヒト細胞はインターフェロンを作りません）。現在は遺伝子組み換え技術を使って、酵母などからインターフェロンが大量に作られ、C型肝炎などの患者の治療に使われています。

MRSA

メチシリン耐性黄色ブドウ球菌のこと。メチシリンは1960年代から使用され始めた、代表的な半合成ペニシリンのひとつ。MRSAはメチシリンをはじめとするペニシリン系だけでなく、ほかの系列の抗菌薬にも耐性になっていることが多いので、高齢者などの生体防御機能が弱っている人がこの菌に感染すると、治療が難航します。

炎症

ブレーキが効かなくなった過剰な炎症反応がヒトに有害な効果を及ぼすために、炎症反応は困ったものだと見られがちです。しかし、炎症は本来は生体防御反応で、発赤、浮腫、硬結の3つの反応を含んでいます。我々の体の防衛を担当している食菌細胞や殺菌蛋白質が、炎症反応を通じて感染部位に集合して、侵入してきた病原微生物と対決しているのです。

外因感染

健康保菌者や自分以外の患者、動物、周辺環境など、患者の外部に生息している病原微生物によって、感染・発症することを指しています。これに対して、自分自身が持っている微生物によって感染・発症することを内因感染と言います。

芽胞

一部の細菌は、栄養物が不足する事態になったり、乾燥や高温といった増殖に不利な環境に立ち至ると増殖を停止し、芽胞という極めて安定な形態を取り、厳しい環境をやり過ごします。芽胞は摂氏100度に熱してもなかなかくたばりませんし、アルコール漬けにしても生きています。芽胞を殺菌するには塩素系などの強い消毒薬を使う必要があります。代表的な芽胞を作る病原細菌には、炭疽菌《たんそきん》、破傷風菌、ボツリヌス菌、ガス壊疽菌《えそきん》があります。

感受性菌

抗菌薬が効かない菌を耐性菌と呼ぶのに対し、抗菌薬の効果がある菌のことを感受性菌と言います。「感受性」とは「抗菌薬に反応し、効果がある」という意味です。ただし、抗菌薬の種類が異なれば、それぞれの抗菌薬に対する耐性や感受性も変わってきます。例えば、抗菌薬Aに感受性である菌は、抗菌薬Bに感受性であるとは限りません。

空気感染

呼吸器感染に関わる用語には、空気感染、飛沫感染《ひまつ》、飛沫核感染があります。似た用語ですが、微妙な差があります。空中に漂う病原微生物を吸い込み感染することを指して空気感染と言います。また、患者や保菌動物が吐き出す飛沫を直接吸い込み、感染することを飛沫感染と呼んでいます。一方、飛沫が空中を漂う間に水分が蒸発し、病原微生物だけになった状態を飛沫核と呼んでいます。結核菌などのような安定な微生物では、飛沫核状態でも十分に感染力を保っていますので、飛沫核感染が起こります。文字通り解釈すれば、飛沫感染も飛沫核感染も、共に空気感染に含まれますが、細菌学の分野では飛沫核感染イコール空気感染を指すことが多いようです。本書でもこれに従っています。

経口感染症

「消化器感染症」、もしくは「食水系感染症」とほぼ同じ意味です。病原微生物やそれらが作る毒素に汚染された飲食物を口から取り込んで発症する病気です。下痢、腹痛、嘔吐《おうと》などが主な症状です。

血清

血液を採取し放置しておくと、赤血球や白血球は凝固し沈殿してきます。この凝固部分を除いた上澄みを血清と呼んでいます。血清には「免疫グロブリン」などの抗菌性蛋白質が含まれます。

ゲノム

生命の維持に必要な1組の染色体遺伝子群を指してゲノムと言います。細菌の場合は染色体DNAの数は通常1個ですから、ゲノムは1組になります。一方、ヒトの場合の染色体数は46個ですが、23個の染色体が2セットありますので、ゲノムは2組になります。

原核生物

細菌は動植物や真菌などの細胞とは違って、遺伝子本体である染色体DNAを包む核膜が存在しないために、原核生物と呼ばれています。一方、動植物などの細胞には明らかな核膜が存在するために、真核生物に属します。

嫌気性菌

酸素（空気）があると増えない菌を嫌気性菌と呼び、反対に酸素がなければ増えない菌のことを好気性菌と呼びます。代表的な嫌気性菌としては、ボツリヌス菌、破傷風菌、ガス壊疽菌があります。

抗ウイルス薬

細菌や真菌に効果がある薬を抗菌薬と呼ぶのに対し、ウイルスに効果がある薬を抗ウイルス薬と言います。抗菌薬に比べると、抗ウイルス薬は数も種類も非常に少ないため、ウイルスによって起こる感染症は治療が難しいのです。

抗菌薬

微生物が作るものであれ、化学合成されたものであれ、菌を抑制するものを指しています。一方、抗生物質の本来の意味は「微生物が作る、ほかの微生物を抑制する物質」です。抗菌薬の方が、広い意味を含んでいます。

硬結

発赤や浮腫と並ぶ炎症反応のひとつ。血管から漏れだした「好中球」や「マクロファージ」などの食菌細胞が感染部位に集合し、堅くなる現象を言います。

抗原

古くから、麻疹や天然痘に罹《かか》って生き残った人は、その後、同じ病気を起こさないことが知られており、こうした現象を指して「免疫を得た」と呼んでいました。免疫反応を起こす病原微生物や毒素などを抗原と呼び、その結果、ヒトの体の中で作られる免疫作用を持った物質を抗体と呼んでいます。

抗真菌薬

カビや酵母などの真菌に効果がある薬のこと。細菌感染症の治療に使われる薬で、真菌に効果のあるものはほとんどありません。また、逆に抗真菌薬も細菌感染症の治療には使われていません。細菌に効果のある抗菌薬に比べると、抗真菌薬は種類が少なく、しかも副作用の強いものが多いです。

抗生物質

抗生物質の本来の意味は「微生物が作る、ほかの微生物を抑制する物質」を指しています。このため、微生物を抑制する物質でも、化学合成されたものは抗生物質に入らないことになります。ところが元来は抗生物質であっても、化学合成されたものがたくさん出回っています。このように定義に矛盾が生じているため、現在は抗生物質よりも広い意味を持つ抗菌薬という言葉を使うことが多くなっています。

抗体

病原微生物の感染など、抗原の侵入によって、ヒトの体の中で作られる「悪疫を免れる作用を持った物質」のこと。抗体の本体は「免疫グロブリン」と呼ばれる蛋白質です。

細胞質膜

細菌細胞の周囲は細胞壁と細胞質膜という二重膜で覆われています。内側にあるのが細胞質膜ですが、細胞壁が厚くて頑丈であるのに対して、細胞質膜は薄くて壊れやすいという特性があります。動物細胞では細胞壁はなく、細胞質膜しか存在しません。

細胞性免疫

特定の白血球の仲間が担当する免疫で、中でも細胞傷害性T細胞と呼ばれるものが有名です。体液中で彷徨《さまよ》っている病原微生物は「液性免疫」を担当している「免疫グロブリン」で抑えつけることができますが、細胞の中に潜り込んでしまっているウイルスや寄生性の細菌に対しては、液性免疫は全く無力です。幸い、病原微生物が寄生しているヒトの細胞表面には、病原微生物の抗原の一部が露出しています。細胞傷害性T細胞の表面には、この抗原を認識できる抗体が現れており、これをアンテナ代わりにして病原微生物が潜む細胞を見つけ出し、細胞ごと破壊します。

細胞壁

細菌細胞の周囲を覆う二重膜のうちで、外側の膜を指します。細胞壁は内側にある細胞質膜とは逆に、厚くて頑丈です。ヒトを含む動物の細胞には、細胞質膜があるだけで、細胞壁がありません。このため、細胞壁の合成を阻害する抗菌薬（例えば、ペニシリン系抗菌薬）は副作用が弱く、優れた抗菌薬が多いのです。細胞壁を欠いたり、不完全な細胞壁しか持たない細菌は、もろくて壊れやすく、簡単に死滅します。

志賀毒素

19世紀の終わりに志賀潔により、志賀型赤痢菌から発見された毒素のことです。ボツリヌス毒素や破傷風毒素と並ぶ猛毒で、腸管出血性大腸菌O157も志賀毒素に似た毒素を作ります。O157の強い病原性は志賀毒素の存在によります。ベロ毒素や志賀様毒素とも言われていますが、本質的には同じものです。

自己免疫病（疾患）

免疫の役割は外から侵入してくる病原微生物や、体の内部で生じてくるガン細胞を非自己（すなわち、自己ではない）と見なして排除することにあります。しかし、老化や微生物感染などによって免疫機構が変調をきたすと、自己と非自己の区別がつかず、自己細胞を攻撃してしまうことがあります。こうした自分の免疫機構が自己細胞を攻撃することによって起こる疾患が自己免疫病です。自己免疫病として有名なものには、慢性関節リウマチやギラン・バレー症候群があります。残念ながら現在のところは、多くの自己免疫病には有力な治療法が少ないのです。

受容体

ヒトの細胞表面などにはウイルスや細菌が感染するための足場となる蛋白質が顔を出しており、ウイルスや細菌はそこに付着することで感染します。こうした受容体（レセプター）の本来の役割は、生命の維持に関わる何らかの重要な役目を果たしているという点にあります。微生物は横入りして、それを感染のための足場に利用しているのです。微生物の種類によって、利用するレセプターも違ってきます。細胞中にレセプターが存在しない場合は、原則として感染は成立しません。

真核生物

核膜を持たない原核生物に属する細菌とは違って、動植物や真菌などの細胞は染色体ＤＮＡを包む核膜を持っているため、真核生物と呼ばれています。

真菌

カビと酵母とキノコを合わせて真菌と言います。これらは明確な核を持っているため、真核生物に分類されます。一方、細菌には明確な核がないため、原核生物に分類されています。ヒトも真菌と同様、真核生物の一員なのです。

髄膜炎

脳の表面を覆う膜を髄膜と言いますが、そこで起こる炎症が髄膜炎です。髄膜炎を起こす種々の微生物が知られていますが、大別するとウイルス性髄膜炎と細菌性髄膜炎に分けられます。ウイルス感染だけに限られている場合は一般に予後が良いのですが、細菌の混合感染が起こると重症化しがちです。特に乳幼児や小児の場合は死亡することも多い恐ろしい病気です。代表的な髄膜炎を起こす細菌としては、髄膜炎菌、インフルエンザ菌、肺炎球菌、MRSAを含む黄色ブドウ球菌があります。

選択毒性

ある化学物質の微生物に対する毒性と、ヒトに対する毒性の差を選択毒性と呼んでいます。一般に選択毒性の大きい抗菌薬ほど、ヒトに対する副作用が弱い、良い抗菌薬と言えます。消毒薬には選択毒性はありません。

潜伏期

病原微生物が感染してから発症するまでの時間のことです。病原微生物に感染しても、すぐに発症することはありません。感染した後で、病気を起こすに足る一定の数まで増殖するための時間が必要です。微生物の種類によって、潜伏期はいろいろです。例えば、コレラ菌の潜伏期は1〜5日、HIVの場合は数年以上かかります。

耐性菌

抗菌薬が効かない菌のこと。逆に抗菌薬が効く菌のことを感受性菌と言います。

多剤耐性菌

多数の抗菌薬が同時に効かなくなっている菌のこと。「スーパー細菌」とも言います。有効な治療薬が少ないために、治療は難航します。

内因感染

自分自身が持っている微生物が、体内に侵入して病気を起こすことを指します。例えば、鼻腔《びくう》に生息している細菌が肺の中に入り、肺炎を起こすことなどがあります。健康な日常生活を送っている人が内因感染を起こすことはまずありませんが、インフルエンザに罹ったり、重傷を負って病院に担ぎ込まれた人は、内因感染のリスクが高くなります。また、高齢者、脾臓《ひぞう》摘出者、慢性疾患を持っている人など、免疫力の低下した人が感染症に罹るケースでは、内因感染が大多数を占めます。

バイオフィルム

ある種の細菌が分泌する、多糖類や蛋白質を含む粘液性の膜のことです。緑膿菌《りょくのうきん》や肺炎桿菌《かんきん》などは、菌体の周辺に多糖類などを分泌してバイオフィルムを作り、その中で増殖することがあります。抗菌薬や食菌細胞などはバイオフィルムの内部に入りにくいので、内部の病原細菌は安泰で、増殖を繰り返します。当然のことながら、バイオフィルムを作っている病原細菌が起こす感染症の治療は難航します。

PISP

ペニシリン低感受性肺炎球菌のこと。「PRSP」の項も参照。

PRSP

ペニシリン耐性肺炎球菌のことです。この菌に感染すると、ペニシリンが効かないだけでなく、ほかの多くの抗菌薬が効かず、治療が難航することが多いのです。近年はPRSPやPISPが増加傾向を示し、我が国で患者から見つかる肺炎球菌の過半数がPRSPかPISPになっています。1年間の肺炎死亡者数の約半分（6〜7万人）が肺炎球菌の感染で死亡しているだけに、極めて由々しき事態です。

飛沫核感染

「空気感染」の項を参照。

飛沫感染

「空気感染」の項を参照。

日和見《ひよりみ》細菌、日和見感染症

健康な人には病気を起こさないが、術後患者、寝たきりの高齢者、腎臓の透析治療を受けている人、ガン患者など、免疫力の低下した人に感染症を起こす弱毒細菌を指して、日和見細菌と言います。また、こうした菌によって起こる感染症を日和見感染症と呼んでいます。日和見細菌は院内感染の主な原因微生物になっており、緑膿菌や黄色ブドウ球菌がその代表です。

浮腫

発赤や硬結と並ぶ炎症反応のひとつです。感染部位周辺の血管が広くなると共に、透過性が高まり、抗菌性蛋白質を含む血清成分が血管から漏れだして皮下組織に溜《た》まったものが浮腫です。

フローラ

ヒトの腸管や鼻腔にはたくさんの微生物が生息しています。しかも特定の場所には特定の微生物群が叢《そう》を形成しており、これをフローラと呼んでいます。ヒトの腸内フローラにはある程度の共通性があるものの、微妙に個人差があります。フローラは病原菌感染に対する防波堤の役割を負っており、フローラを形成する細菌が腸管に張り付いているおかげで、外から侵入してきた病原菌は、ヒトの腸管などに接着して悪さをすることが難しいのです。

発赤

浮腫や硬結と並ぶ炎症反応のひとつ。好中球などの食菌細胞が存在する毛細血管が拡張して、赤く見えるところからこの名前が付けられています。

マイクロバイオーム

特定の場所（例えばヒトの大腸）に生息する細菌や真菌などの微生物の集合体を指します。特に腸内のマイクロバイオームはヒトの健康と密接に関係しており、近年の医学の重要な研究テーマになっています。

薬剤感受性菌

単に「感受性菌」と呼ぶことが多い。

薬剤耐性菌

単に「耐性菌」と呼ぶことが多い。

参考文献

重複を避けるために、本文中で言及されている文献は除いている。

太田建爾、工藤泰雄編『世界における食中毒情報』（改訂第15版）、食の安全を確保するための微生物検査協議会、２０１７年
大谷明、三瀬勝利、田中慶司『ワクチンと予防接種の全て――見直されるその威力』（改訂第2版）、金原出版、２０１３年
具芳明「なぜ抗菌薬を大事に使う必要があるの？」『レジデントノート』18巻13号、２３７３～２３８１頁、２０１６年
厚生労働省健康局結核感染症課「薬剤耐性（ＡＭＲ）の現状及び薬剤耐性（ＡＭＲ）対策アクションプラン」２０１６年
後藤元監修『最新・感染症治療指針』（改訂第16版）、医薬ジャーナル社、２０１０年
立川昭二『病気の社会史――文明に探る病因』日本放送出版協会、１９７１年（のちに岩波現代文庫に収載）
動物用ワクチン・バイオ医薬品研究会編『動物用ワクチン――その理論と実際』文永堂出版、２０１１年
日経サイエンス編集部編『感染症　新たな闘いに向けて』別冊日経サイエンス１８８、２０１２年
日沼頼夫『新ウイルス物語――日本人の起源を探る』中公新書、１９８６年

八木澤守正、Patrick J. Foster、黒川達夫「我が国において抗生物質医薬品の品質基準の果たした役割に関する薬史学的・公衆衛生学的考察：第1報　抗生物質医薬品の発展」『薬史学雑誌』50巻2号、119～130頁、2015年
山内一也『キラーウイルス感染症――逆襲する病原体とどう共存するか』双葉社、2001年
山内一也『エボラ出血熱とエマージングウイルス』岩波書店、2015年
山内一也『ウイルス・ルネッサンス――ウイルスの知られざる新世界』東京化学同人、2017年
山内一也、三瀬勝利『ワクチン学』岩波書店、2014年
吉田眞一、柳雄介、吉開泰信編『戸田新細菌学』（改訂第34版）、南山堂、2013年
Blumberg, B.S.: *Hepatitis B: The Hunt for a killer Virus*. Princeton University Press, 2002.
Crawford, D.H., Johannessen, I., Rickinson, A.B.: *Cancer Virus: The Story of Epstein-Barr Virus*. Oxford University Press, 2014.
Frazer, J.: *Misery-inducing norovirus can survive for months — Perhaps years — in drinking water*. Sci. Amer., January 17, 2012.
Kimberlin, D.W., Whitley, R.J.: *Antiviral resistance: mechanisms, clinical significance, and future implications*. J. Antimicrobial. Chemotherapy, 37, 403-421, 1996.
Lederberg, J.: *Infectious history*. Science, 288, 287-293, 2000.
Lederberg, J., Tatum, E.L.: *Novel genotypes in mixed cultures of biochemical mutants of bacteria*. Cold Spring Harbor Symposia on Quantitative Biology, 11, 113-114, 1946.

Littler, E., Oberg, B.: *Achievements and challenges in antiviral drug discovery.* Antiviral Chemistry. Chemotherapy, 16, 155-168, 2005.

Marshall, B.J., Armstrong, J.A., McGechie, D.B. et al.: *Attempt to fulfil Koch's postulates for pyloric Campylobacter.* The Medical Journal of Austraria, 142, 436-439, 1985.

Murphy, F.A.: *The Foundations of Virology.* Infinity Publishing, 2012.

Plotkin, S.A., Orenstein, W.A., Offit, P.A.: *Vaccines* (6th Ed). Elsevier-Saunders, 2012.

Wegzyn, C.M., Wyles, D.L.: *Antiviral drug advances in the treatment of human immunodeficiency virus (HIV) and chronic hepatitis C virus (HCV).* Curr. Opinion Pharmacol., 12. 556-561, 2012.

Zinder, N.D., Lederberg, J.: *Genetic exchange in Salmonella.* J. Bacteriol., 64, 679-699, 1952.

三瀬勝利（みせ　かつとし）

一九三八年、愛媛県出身。東京大学薬学部卒業後、厚生省所管の研究機関で種々の病原細菌の研究に従事。薬学博士。著書に『逆襲するバイ菌たち』（講談社）、『薬が効かない！』（文春新書）などがある。

山内一也（やまのうち　かずや）

一九三一年、神奈川県出身。東京大学農学部卒業後、国立予防衛生研究所、東京大学医科学研究所などでウイルスの研究に従事。東京大学名誉教授。著書に『はしかの脅威と驚異』（岩波書店）ほか多数。

ガンより怖《こわ》い薬《やく》剤《ざい》耐《たい》性《せい》菌《きん》

集英社新書〇九三六Ｉ

二〇一八年六月二〇日　第一刷発行

著者……三瀬勝利《みせかつとし》／山内一也《やまのうちかずや》

発行者……茨木政彦

発行所……株式会社集英社

東京都千代田区一ツ橋二―五―一〇　郵便番号一〇一―八〇五〇

電話　〇三―三二三〇―六三九一（編集部）

〇三―三二三〇―六〇八〇（読者係）

〇三―三二三〇―六三九三（販売部）書店専用

装幀……原　研哉

印刷所……凸版印刷株式会社

製本所……株式会社ブックアート

定価はカバーに表示してあります。

 ISBN 978-4-08-721036-1 C0247 Printed in Japan

a pilot of wisdom

集英社新書 好評既刊

「東北のハワイ」は、なぜＶ字回復したのか スパリゾートハワイアンズの奇跡
清水一利 0925-B
東日本大震災で被害を受けた同社がなぜ短期間で復活できたのか？ 逞しい企業風土の秘密を解き明かす。

人工知能時代を〈善く生きる〉技術
堀内進之介 0926-C
技術は生活を便利にする一方で、疲れる世の中に変えていく。こんな時代をいかに〈善く生きる〉かを問う。

大統領を裁く国 アメリカ トランプと米国民主主義の闘い
矢部 武 0927-A
ニクソン以来の大統領弾劾・辞任はあるか？ この一年の反トランプ運動から米国民主主義の健全さを描く。

国体論 菊と星条旗
白井 聡 0928-A
自発的な対米従属。その呪縛の謎を解く鍵は「国体」の歴史にあった。天皇制とアメリカの結合を描いた衝撃作。

村の酒屋を復活させる 田沢ワイン村の挑戦
玉村豊男 0929-B
「過疎の村」になりかけていた地域が、酒屋復活プロジェクトを通じて再生する舞台裏を描く。

体力の正体は筋肉
樋口 満 0930-I
体力とは何か、体力のために筋肉はなぜ重要なのか、体を鍛えるシニアに送る体力と筋肉に関する啓蒙の書。

広告が憲法を殺す日 国民投票とプロパガンダCM
本間 龍／南部義典 0931-A
憲法改正時の国民投票はCM流し放題に。その結果どんなことが起こるかを識者が徹底シミュレーション！

シリーズ〈本と日本史〉② **遣唐使と外交神話** 『吉備大臣入唐絵巻』を読む
小峯和明 0932-D
後代に制作された「絵巻」から、当時の日本がどのような思いを遣唐使に託していたかを読み解いていく。

究極の選択
桜井章一 0933-C
選択の積み重ねである人生で、少しでも納得いく道を選ぶために必要な作法を、二〇年間無敗の雀鬼が語る。

デジタル・ポピュリズム 操作される世論と民主主義
福田直子 0934-B
SNSやネットを通じて集められた個人情報が選挙や世論形成に使われるデジタル時代の民主主義を考える。

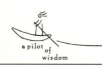